Régime
Méditerranéen

Guide du débutant et livre de recettes pour réduire le risque de maladies cardiaques et recettes de régime alimentaire pour perdre du poids (Livre en Français / Mediterranean Diet French Book)

Par Simone Jacobs

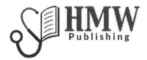

Pour d'autres d'excellents livres visitez :

HMWPublishing.com

Téléchargez un autre livre gratuitement

Je tiens à vous remercier d'avoir acheté ce livre et vous offre un autre livre (tout aussi long et utile que l'est ce livre), « Erreurs de santé et de remise en Forme. Vous en faites sans le savoir », totalement gratuitement.

Visitez le lien ci-dessous pour vous inscrire et le recevoir :

www.hmwpublishing.com/gift

Dans ce livre, je vais indiquer les erreurs de santé et de remise en forme les plus courantes, que probablement vous commettez en ce moment même, et je vais vous révéler comment vous pouvez facilement obtenir une meilleure forme dans votre vie !

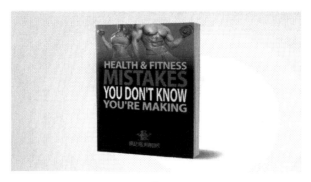

En plus de ce cadeau utile, vous aurez aussi l'occasion d'obtenir nos nouveaux livres gratuitement, de concourir pour des cadeaux et de recevoir d'autres e-mails utiles de ma part. Encore une fois, visitez ce lien pour vous inscrire :**www.hmwpublishing.com/gift**

Table des matières

5

7

Chapitre 5 : Comment réussir le régime méditerranéen 93

Introduction

Je tiens à vous remercier et à vous féliciter d'avoir choisi ce livre « Guide Ultime pour Débuter un Régime Méditerranéen avec Plan d'Alimentation et Recettes ».

Ce livre contient des étapes et des stratégies éprouvées sur la façon dont vous pouvez perdre du poids et être en santé sans avoir à suivre un vrai régime. Vous allez découvrir également comment vous pouvez manger de délicieux repas bien remplis. De plus, vous allez apprendre les avantages de garnir vos repas avec des légumes, des fruits, des noix, des légumineuses, et plus encore. De même, vous apprendrez aussi quelques conseils utiles sur la façon dont vous pouvez réussir à adopter le régime méditerranéen. Enfin, nous vous fournissons même un plan de repas et des recettes méditerranéennes, pour que vous puissiez commencer tout de suite ! Merci encore d'avoir acheté ce livre qui, je l'espère vous plaira !

Aussi, avant de commencer, je vous recommande de **vous joindre à notre bulletin électronique** pour recevoir les mises à jour sur les nouvelles versions de nos livres ou les promotions à venir. Vous pouvez vous y inscrire gratuitement, et en prime, vous recevrez un cadeau gratuit : Notre livre « Erreurs de Santé et de Remise en forme, vous en faites sans le savoir »! Ce livre a été écrit afin de démystifier, d'exposer le faire et ne pas faire et enfin de vous donner les informations dont vous avez besoin pour obtenir la meilleure forme de votre vie. En raison de la quantité énorme de mésinformation et de mensonges proférés par les magazines et les auto-proclamés « gourous », il devient de plus en plus difficile d'obtenir des informations fiables pour être en forme. Plutôt que d'avoir à passer par des dizaines de sources biaisées, peu fiables voir non fiables pour obtenir vos informations de santé et de remise en forme. Tout ce dont vous avez besoin pour vous aider a été indiqué dans ce livre pour vous aider facilement à suivre, à obtenir immédiatement des résultats et à atteindre vos objectifs de fitness souhaités dans le plus court laps de temps.

Encore une fois, joignez-vous à notre bulletin électronique gratuit et recevez une copie gratuite de ce livre utile, s'il vous plaît visitez maintenant le lien d'inscription suivant :www.hmwpublishing.com/gift

Chapitre 1 : Qu'est-ce que le régime méditerranéen ?

Le régime méditerranéen n'est pas un régime véritablement similaire aux nombreux régimes qui consiste à éliminer les glucides, à manger un nombre spécifique de macronutriments, ou encore à réduire la quantité d'un aliment de vos repas, voire à éliminer certains aliments.

Au contraire, ce régime est un mode de vie qui consiste à manger des aliments sur la base des recettes traditionnelles, des boissons et des plats des pays riverains de la mer Méditerranée, ainsi que des activités physiques, des repas avec la famille et les amis, y compris boire du vin avec modération avec les repas. Pour le dire simplement, le régime méditerranéen adopte le style de cuisine, et d'habitudes alimentaires des gens de la Méditerranée.

L'objectif principal de ce régime est de « manger comme un Grec », Ce qui est considéré comme l'une des plus saines habitudes alimentaires dans le monde. Cela implique généralement :

• La planification de vos repas qui se composent principalement de légumineuses, de noix, de grains entiers, de fruits, de légumes et des autres aliments à base de plantes.

• L'utilisation du canola, de l'huile d'olive et des autres huiles ou graisses saines en remplacement du beurre.

• L'utilisation des épices et des herbes pour ajouter de la saveur aux aliments au lieu d'utiliser le sel.

- La consommation de viande rouge pas plus d'une à deux fois par mois.

- La consommation de volaille et de poisson au moins deux fois par semaine.

- De boire du vin modérément.

- De faire beaucoup d'exercices physiques et autres activités.

-

En accord avec une alimentation saine, le régime méditerranéen donne également une importance sur le savoir-faire de plats délicieux et savoureux pour les repas. Si vous êtes nouveau dans ce régime, vous pourriez penser que manger comme un grec et que cuisiner dans le style méditerranéen est complexe. Bien sûr, rien n'est facile quand vous commencer à apprendre à la faire, peu importe la sorte de régime que vous choisirez de faire.

La chose fabuleuse à propos de ce régime, c'est qu'une fois que vous avez décidé d'adopter et de faire les changements, cela devient très simple, et plaisant. Vous trouverez qu'il y a des milliers de plats naturels, sains et délicieux. C'est un excellent moyen d'améliorer votre santé et de perdre du poids sans avoir à sacrifier le goût de votre nourriture.

Un peu d'histoire sur le régime méditerranéen

Les racines et l'origine de ce régime est dans le bassin méditerranéen, c'est un lieu qui est aussi nommé par les historiens comme « le berceau de l'histoire.» C'est là que l'histoire du monde antique a débuté dans ses frontières géographiques. Pour être plus précis, le régime méditerranéen est basé sur les aliments traditionnels dont les populations des pays tel que la Grèce et l'Italie utilisais pour manger dans les années 1960.

Bien que le régime méditerranéen soit moderne et qu'il est été récemment promu comme recommandation nutritionnelle, ce mode de vie sain est aussi vieux que les civilisations qui vivaient dans le fleuve du Nil, une région où une civilisation ancienne très avancée est née. Avec les progrès dans les cultures, les coutumes, les langues, les religions, la pensée, l'histoire et le mode de vie qui ont prospérés dans la région, l'habitude de manger des gens là-bas et est devenu la base de diverses cuisines.

L'histoire réelle du régime méditerranéen c'est perdu dans le temps. Le passage du temps a changé le régime alimentaire de diverses et nombreuses façons possibles. Cependant, les aliments traditionnels sont restés, et les légumes sont restés le principal ingrédient.

Le régime méditerranéen que nous connaissons aujourd'hui est le résultat d'une longue histoire, de diverses traditions entremêlées les unes aux autres, la combinaison de plusieurs cuisines riches des pays de la région méditerranéenne, et l'ajout d'une cuisine moderne. Bien que le régime d'origine ait changé au cours de l'histoire, le présent régime méditerranéen ressemble étroitement à l'alimentation d'origine.

À l'heure actuelle, le régime méditerranéen a été découvert comme une habitude alimentaire efficace pour aider les gens à améliorer leur santé et perdre leur excès de poids, tout en mangeant des plats savoureux, riches, et

21

purs, c'est un mode de vie et d'alimentation qui a conservé les traditions et les coutumes de la région méditerranéenne.

Comment fonctionne le régime méditerranéen ?

Nous sommes ce que nous mangeons. Ce que nous mangeons dicte la façon saine et combien de temps nos corps vivront. Les aliments que nous mangeons ont des effets directs et profonds sur notre santé. Pourquoi est-il important de manger sainement ? Consommer des aliments qui sont riches en vitamines et minéraux aident à prévenir diverses maladies, telles que l'hypertension, l'obésité, le diabète, et aide à garder les cellules et votre corps en pleine forme.

Le régime méditerranéen a d'abord été découvert et reconnu comme une habitude d'alimentation saine dès les années 1950 par le Dr. Ancel Benjamin Keys de l'Université du « Minnesota School of Power ». M. Keys a lancé les bases du régime méditerranéen que nous connaissons maintenant. Il a également émis l'hypothèse que les différentes habitudes alimentaires ont des effets différents sur la santé. De nombreux bienfaits pour la santé via l'alimentation ont été aussi découvert grâce à lui. Il a été la première personne à signaler que le régime méditerranéen aide à diminuer les maladies cardiovasculaires.

M. Keys a conduit la célèbre « étude des sept pays » documentant la relation entre la nutrition, le mode de vie et les maladies cardiovasculaires. Il a prouvé qu'une personne pouvait tirer de nombreux avantages de santé avec le régime méditerranéen. De plus, l'étude a révélé que les gens suivant un régime méditerranéen avaient un cholestérol très faible, ce qui signifie un risque plus faible de développer une maladie coronarienne. Ses résultats ont démontré que la bonne santé est due à un régime principalement composé de pain, de pâtes, d'épices, d'herbes, de légumes, de fruits, d'huile d'olive et d'autres aliments à base de plantes.

L'étude avant-gardiste du Dr. Keys, a conduit à de nombreuses études et les chercheurs ont pu déterminer la relation entre les habitudes alimentaires et les maladies chroniques. Ces études ont corroboré les bienfaits pour la santé du régime méditerranéen. Un grand nombre de ces études et de ces essais cliniques ont montré que manger comme un grec a entre autres les avantages santés qui suivent :

- Réduire le risque de maladies cardiovasculaires et le syndrome métabolique

- Diminuer le ventre ou la graisse abdominale

- Augmenter les niveaux de lipoprotéines de haute densité (HDL) ou de graisse saine

- Diminuer les taux de triglycérides

- Abaisser la tension artérielle

- Diminuer les niveaux de glucose dans le sang

Cependant, les différentes études soulignent que simplement manger comme un grec ne produira pas les avantages pour la santé mentionnés ci-dessus. Le nombre de calories consommées et la quantité d'exercices physiques effectué par une personne affecte tout autant la santé d'un individu. Ils recommandent qu'en plus de l'habitude de manger sainement, il faut aussi se livrer à des exercices ou activités physiques. Le Dr. Keys a souligné que le régime méditerranéen est non seulement un régime, mais qu'il est aussi un mode de vie sain.

En 1993, l'Office Européenne de l'Organisation Mondiale de la Santé, « the Harvard School of Public Health, and Oldways » a officiellement présenté la Méditerranée classique, au Cambridge du Massachusetts. Leur présentation comprenait le régime méditerranéen avec une pyramide comme représentation visuelle. Ils ont expliqué une étude de la nutrition à jour qui caractérise le régime alimentaire traditionnel méditerranéen comme étant sain. Ils ont également décrit la pyramide du régime méditerranéen originale qui a été faite sur la base des habitudes alimentaires des pays comme la Grèce et l'Italie dans les années 1960, une époque où, même si les services médicaux étaient limités, les maladies chroniques adultes étaient au plus bas et l'espérance de vie plus élevée.

À partir de ce modèle de pyramide de base, ils l'ont mis à jour pour y inclure les autres éléments essentiels, qui se compose des éléments suivants :

- L'exercice quotidien

- Partager les repas avec des amis et de la famille

- Une appréciation sincère des aliments sains et délicieux

En Novembre 2008, la pyramide de régime méditerranéen a été mise à jour à nouveau pour y inclure les derniers résultats des recherches. Les herbes et les épices utilisées dans diverses cuisines méditerranéennes

27

y ont été ajoutés. Le placement des poissons et fruits de mer a été changé pour reconnaître les avantages de leur consommation au moins deux fois par semaine. Finalement, un consensus du « Scientific Advisory Board » à mis à jour le régime méditerranéen pour mettre focus sur plus d'aliments à base de plantes permettant une alimentation saine, c'est le régime méditerranéen actuel que beaucoup de gens aiment.

Chapitre 2 : Comment vivre plus longtemps

Comme le montre les résultats de « l'étude des sept pays » dirigée par le Dr. Ancel Keys, les gens qui ont mangé une alimentation composée essentiellement de poissons, haricots, céréales, fruits et de légumes étaient parmi les personnes les plus saines.

Une méthode délicieuse pour perdre du poids et être en bonne santé

Le régime méditerranéen est l'un des plus anciens régimes alimentaires existant. Il fait partie également des régimes de perte de poids les plus sains et les plus efficace. Mais comment la nourriture que nous mangeons affecte notre santé, en mieux ou en pire ? Jetons un coup d'œil à ce qui suit :

Graines et noix

Riches en oligo-éléments et indispensables au bon fonctionnement du corps, ils sont principalement constitués de graisses monoinsaturées ou AGMI. Les recherches montrent que les acides gras monoinsaturés aident à brûler les graisses dans le corps, même lorsqu'une personne ne fait rien. Les graines et les noix ont également en eux des acides gras oméga-e, que le corps ne peut pas fabriquer de lui-même. Par conséquent, vous devez les obtenir à travers la nourriture que vous mangez. Ils sont également une bonne source de magnésium, de protéines et de vitamine E.

Fruit

Ne prenez pas d'aliments préparés avec des édulcorants artificiels malsains. Si vous avez faim entre les repas, prenez un fruit à la place. Les fruits contiennent du fructose, un sucre naturel qui se trouve aussi dans les légumes et les tubercules, qui est une bonne source d'énergie et qui satisfait vos envies de sucré. Contrairement aux édulcorants artificiels, le fructose n'augmente pas l'apport calorique, ne stocke pas les calories en excès en graisse, et n'augmente pas les niveaux d'insuline.

Les épices et les herbes

Ils ajoutent de l'arôme et de la saveur aux aliments. Ils contiennent également des produits chimiques naturels qui aident à éliminer les toxines qui stockent la graisse du corps, à diminuer l'inflammation du corps qui provoque un gain de poids, à briser les cellules graisseuses, à abaisser les niveaux de sucre dans le sang, à diminuer les fringales d'aliments sucrés et gras, et à augmenter le métabolisme.

Tout comme ils ajoutent un arôme naturel, de la couleur, de la saveur aux plats, les épices et les herbes réduisent et éliminent l'ajout de sucre des mauvaises graisses, et le sel dans les recettes.

Du vin

Le vin contient du resvératrol, un antioxydant qui aide à augmenter le métabolisme pendant une heure et demie après avoir dégusté un verre, qui aide à la perte de poids. Des études ont découvert que le resvératrol réduit les graisses dans le foie, diminue l'inflammation du corps, améliore la fonction cellulaire, abaisse la glycémie et l'insuline.

Grains entiers

Les glucides complexes sont nécessaires pour le bon fonctionnement du corps, ainsi que pour aider à perdre du poids, alors ne croyez pas le battage médiatique, réduire votre consommation de glucides ne donnera pas à votre corps tous ces avantages. Une alimentation faible en glucides appauvrit votre corps de ses glucides nécessaires, notamment dans sa forme pure, le glucose, qui est la source d'énergie primaire de l'organisme. Le glucose est le carburant du système immunitaire, des muscles, du cœur, du cerveau, et d'autres fonctions corporelles fondamentales.

Si vous avez essayé de réduire votre consommation de glucides, alors vous savez ce qu'il en est du sentiment misérable et irritable. C'est votre corps qui vous dit que vous ne recevez pas assez de glucose ou d'énergie. Même en essayant de perdre le poids en excès, le corps a besoin d'environ 45 à 65 pour cent de glucides complexes. Des études montrent que les personnes qui tirent 64% de leurs calories journalières des hydrates de carbone complexes sont en meilleure forme, par rapport à ceux qui en mangent moins.

Fruit de mer

Ils sont riches en acides gras oméga-3 qui aident à augmenter la sensibilité du corps au sucre dans le sang. la consommation de coquillages et de poisson au moins deux fois par semaine augmente le métabolisme jusqu'à 400 calories et la capacité du corps à brûler les graisses.

Haricots

Ils possèdent des fibres solubles et insolubles. Similaire aux légumes, les fibres solubles se dissolvent avec les liquides dans l'estomac pour former un gel. Cette formation de gel vous aide à vous sentir rassasié plus longtemps. Les fibres insolubles, d'autre part, absorbe l'eau, en ajoutant plus de volume à votre système digestif.

Légumes

Presque tout le monde mange le même type de nourriture chaque jour. La clé d'un corps plus sain et la clé de la perte de poids, c'est de consommer plus de légumes. Les légumes sont plus encombrants pour moins de calories. Ils possèdent les micronutriments, antioxydants, phytochimiques, vitamines et minéraux dont le corps a besoin. Des études montrent que si l'ont à une carence en micronutriments, même modérément peu, le métabolisme du corps va ralentir le corps d'une personne parce qu'il ne reçoit pas assez de vitamines B, de magnésium et des autres éléments nutritifs. Lorsque le métabolisme ralentit, le corps ne brûle pas la graisse.

Comme vous le savez, le corps humain est composé d'environ 60 à 70 pour cent d'eau. Lorsque vous êtes déshydraté, même juste légèrement, le corps cesse de fonctionner correctement, ce qui comprend le ralentissement du métabolisme, de la digestion et de la combustion des graisses.

Manger des légumes vous assure l'obtention d'une bonne quantité d'eau, car ils sont composés de 90 pour cent d'eau. De plus, les légumes à feuilles vertes possèdent des fibres qui combattent la faim, la soif, et qui vous aide à vous sentir rassasié plus longtemps.

Yaourt grec

Ce produit prêt à manger possède plus de protéines que 30 grammes de tout autre produit prêt à manger. La consommation de yaourt grec réduit les envies, évite de trop manger, stabiliser le taux de sucre dans le sang, rassasie, et augmente la sensation de satiété.

Les chercheurs ont montré que manger du yaourt grec assure que le corps reçoit la bonne quantité de bonnes bactéries. Lorsque le corps a un bon équilibre de bonnes bactéries, cela améliore son métabolisme et cela permet de brûler les graisses plus rapidement.

Ils sont riches en calcium et en minéraux qui sont bons pour les os. Le calcium aide également à accélérer la combustion des graisses. Cependant, les chercheurs à ce sujet on déduit la contrainte qu'il ne faut pas simplement prendre un supplément de calcium. Ils ont ajouté qu'avec du calcium, une personne doit consommer suffisamment de protéines, et ce, en même temps pour récolter avec succès ses avantages de perte de poids. Et inversement, les protéines sans calcium ne feront pas non plus l'affaire.

Huile d'olive

Cette huile est un stimulant puissant et efficace pour la perte de poids. Son parfum seul vous aidera à vous sentir rassasié, vous faire manger moins, et moins de calories. L'huile d'olive possède 75 pour cent de gras monoinsaturés ou AGMI, le plus haut montant de toutes les huile ou de la nourriture. Des études montrent que l'AGMI brûle les graisses, même quand la personne ne fait rien du tout. En outre, les études montrent que la consommation d'une cuillère à soupe d'huile d'olive pendant le petit déjeuner augmente l'oxydation des graisses et augmente la capacité du corps à utiliser les graisses comme combustible ou énergie.

De plus, l'huile d'olive est un condensée d'acide oléique. Cette huile à un composé qui aide à mettre un terme à la sensation de faim, et vous fait également vous sentir rassasié plus longtemps. De plus, l'acide oléique aide au contrôle du niveau de sucre dans le sang et au contrôle de l'insuline.

Les avantages sur la santé du régime méditerranéen

Alors qu'obtient-on lorsque l'on combine tous les avantages pour la santé de l'alimentation mentionnée ci-dessus ? Voyez les nombreux avantages pour la santé ci-dessous :

Améliore la fertilité

Si vous essayez de concevoir, un régime méditerranéen augmentera vos chances d'avoir un bébé. Selon une étude publiée dans le « Journal of Fertility and Sterility », les gens qui suivent un régime méditerranéen ont plus de chances de tomber enceinte quand elle le font par injection de sperme intracytoplasmique (ICSI) ou par fécondation in vitro (FIV).

Maintient les dents en bonne santé

Selon les résultats publiés dans la microbiologie orale moléculaire, le produits marins riches en acides gras oméga-3 ont des propriétés antibactériennes qui luttent contre de nombreux agents pathogènes orales, et garde les dents en bonne santé.

Maintient les yeux en bonne santé

Les gens qui suivent le régime méditerranéen ont un risque moindre de développer une dégénérescence maculaire, en particulier chez les personnes âgées. Une étude menée par le centre australien de recherche oculaire (CERA) a révélé que la consommation d'au moins 100 ml d'huile d'olive par semaine réduit le risque de développer une mauvaise vision.

Bébés en meilleures santé

Il est vital qu'une future maman consomme du poisson et des fruits de mer au cours du troisième trimestre de sa grossesse. Des études montrent qu'un régime méditerranéen réduit le risque de Spina-Bifida chez les bébés, une déficience congénitale caractérisée par une déformation de la moelle épinière. Ce régime alimentaire sain réduit également le poids de naissance des nourrissons. De plus, les enfants dont les mères qui ont mangé au moins 2 portions de poisson par semaine ont une intelligence supérieure.

Poumons en santé

Le régime méditerranéen aide à prévenir et protéger aussi l'asthme chez les enfants, une respiration sifflante, la rhinite allergique, et des symptômes semblables à l'asthme. Les adultes qui ont consommé cette alimentation saine depuis longtemps ont moins de cas d'asthme. De plus, la consommation à long terme du régime méditerranéen réduit le risque de maladie pulmonaire obstructive chronique, la bronchite chronique, ou l'emphysème.

Soulage l'arthrite rhumatoïde

Les personnes atteintes de polyarthrite rhumatoïde qui ont adopté le régime méditerranéen connaissent une réduction de l'inflammation, une amélioration de la vitalité, et une augmentation des fonctions physiques.

Prévient la maladie de Parkinson

Parce que le régime méditerranéen est riche en graisses saines, est à à faible teneur en graisses saturées, et modère la consommation d'alcool, il arrête et protège le cerveau contre la maladie de Parkinson.

Prévient la maladie d'Alzheimer

Des études montrent qu'en combinant exercices physiques réguliers (ou en étant actif) avec le régime méditerranéen, cela contribue à réduire le risque de la maladie d'Alzheimer de 48 pour cent. La principale composante de l'alimentation, la graisse non animale, les hydrates de carbone complexes, et les fibres, protègent contre le déclin cognitif lié à l'âge, ainsi que des problèmes cognitifs vasculaires et dégénératives.

Éloigne le blues

Légumineuses, poissons, noix, légumes, fruits et autres nutriments essentiels procurent une meilleure humeur et ambiance, une mentalité plus heureuse, ce qui empêche la dépression.

Aides à la gestion du poids sans efforts

Le régime méditerranéen met l'accent sur une consommation riches en graisses monoinsaturées ou AGMI au lieu de graisses saturées. Les AGMI aident à brûler les graisses, même quand une personne ne fait rien, ce qui aide le corps à perdre son poids excessif et améliore le contrôle glycémique. En outre, diverses études montrent que le régime méditerranéen aide à réduire l'apparition de l'obésité chez les femmes et les hommes, ce qui empêche le gain de poids et favorise la perte de poids.

Protège contre le diabète

Une étude montre qu'une alimentation riche en acides gras essentiels oméga-3 empêche la résistance à l'insuline, ce qui diminue le risque de diabète.

Abaisse le cholestérol, la pression artérielle et le risque de maladies cardiaques

Le régime méditerranéen, est une alimentation riche en noix, les acides gras monoinsaturés, et en légumes, riches en acides gras oméga-3, en acide folique et en vitamine C et E, qui ont pour effets de réduire la coagulation du sang et l'inflammation de la chaleur, de l'hypertension, de la résistance à l'insuline, des niveaux de pression artérielle et des maladies cardiaques.

Lutte contre les certains cancers

Les études sur les avantages du régime méditerranéen montrent que le régime méditerranéen réduit le risque de cancer de l'estomac ou l'adénocarcinome gastrique. De plus, les études montrent également qu'en consommant aussi peu que 10 cuillères à café d'huile d'olive empêche le développement du cancer du sein chez les femmes. Aussi, l'huile d'olive est connue comme inhibiteur pour combattre les tumeurs cancéreuses. D'autres études montrent qu'une alimentation riche en fruits, légumes, grains entiers et poissons diminuent le risque de cancer de la peau ou carcinome.

Lutte contre certaines maladies chroniques

Parce que le régime méditerranéen est riche en aliments à base de plantes, avec un taux de gras insaturés et saturés équilibré, il contribue à réduire le risque de maladies chroniques, y compris l'obésité, l'hypercholestérolémie ou le taux de cholestérol élevé dans le sang, le diabète et l'hypertension.

Ensemble, avec de l'exercice ou une activité physique régulière et sans fumer, la recherche suggère que le régime méditerranéen aide à abaisser le diabète

48

jusqu'à 90 pour cent, la maladie coronarienne jusqu'à 80 pour cent, et les AVC jusqu'à 70 pour cent.

Améliore la fonction cognitive

Le régime est riche en grains entiers, en poissons, en fruits et en huile d'olive, ces aliments protègent le cerveau des problèmes cognitifs et de leurs dommages.

Une plus longue vie

Dans l'ensemble, le régime méditerranéen combine l'ensemble des bienfaits pour la santé des aliments sains et les délices de ceux-ci en un. En augmentant la quantité de bonnes choses et en réduisant la quantité de nourriture moins bonne pour la santé, cela permettra d'améliorer considérablement votre santé. En même temps, cela réduit le risque de maladie de Parkinson, d'Alzheimer, de cancer, des maladies cardiovasculaires et des autres maladies chroniques.

Au fil des siècles, depuis la découverte possible des bienfaits pour la santé du régime méditerranéen par le Dr Keys, de nombreuses études et de nombreux chercheurs ont ensuite et à nouveau fournie les preuves de ces bienfaits. Donc, si vous êtes prêt à commencer votre parcours vers une meilleure santé, alors lisez la suite.

Chapitre 3 : Le début d'un parcours santé

Bien que le régime méditerranéen ne soit pas un régime en tant que tel, il dispose de 9 protocoles ou règles de base en fonction des besoins quotidiens de 2000 calories par jour pour les hommes et 1500 calories par jour pour les femmes.

De l'alcool

Si vous n'êtes pas un buveur, alors il n'y a pas besoin de commencer à boire des boissons alcoolisées. Fait intéressant, cependant, les hommes en bonne santé qui boivent 1 à 2 verres par jour réduisent le risque de crise cardiaque.

Combien puis-je en consommer en suivant le régime méditerranéen ?

Si vous buvez de l'alcool, ne dépassez pas 2 verres par jour si vous êtes un homme et à 1 verre par jour si vous êtes une femme.

Notez que 1 verre est égal à 1 once (3 cl.) d'alcool fort, comme la vodka, le whisky, le gin, etc., ou 4 à 5 onces (12 à 15cl.) de vin. De plus, ne buvez pas tout d'un coup sec. Rappelez-vous que la limite est de 1 à 2 verres par jour.

Viandes

Le régime méditerranéen consiste à manger moins de viande, rouge et blanche. Un régime alimentaire typique suggère qu'une personne ne devrait consommer que 4 onces (115 g.) de viande par jour et ne manger de la viande rouge qu'une seule fois par semaine.

Combien puis-je en consommer en suivant le régime méditerranéen ?

Un homme devrait manger moins de 3,9 onces (110 g.) et une femme 3,25 onces (85 g.). Toutefois, si vous suivez le régime méditerranéen de façon stricte, suivez les instructions pyramidales ci-dessous.

Produits Laitiers

Le lait, ainsi que les produits laitiers, ne sont pas un aliment essentiel du régime méditerranéen.

Habituellement, lorsque le lait fait partie d'une recette, il est généralement sous forme de yaourt ou du fromage.

Combien au maximum pour suivre le régime méditerranéen ?

Les hommes devraient consommer moins de 7,2 onces (212 ml.) et les femmes de moins de 6,9 onces (205 ml.).

Graisses et huiles

Mentionné deux ou trois fois plus tôt, le régime méditerranéen met l'accent sur plus grande consommation de graisses monoinsaturées, que vous devrez consommer principalement en huile d'olive. Cependant, vous pouvez également utiliser d'autres huiles qui sont riches en graisses monoinsaturées, comme l'huile de canola. Sur cette question, de nombreuses allégations existent selon lesquelles l'huile de pépins de raisin est meilleure que l'huile de canola ou l'huile d'olive.

Cependant, la clé est de réduire ou d'éliminer l'utilisation d'huiles hautement saturées, comme la graisse de lard, l'huile de noix de coco, l'huile de palme, le beurre ou les huiles hydrogénées.

Combien puis-je en consommer avec le régime méditerranéen ?

Au lieu de calculer votre consommation quotidienne de graisses, les femmes et les hommes devraient consommer 60 pour cent d'acides gras insaturés par rapport aux graisses saturées.

Poisson

Dans le régime méditerranéen, vous allez manger plus de poisson et moins de viande.

Que faire si vous ne mangez pas de poisson

Commencez par la sorte que vous aimez ou qui vous est familière, puis essayez lentement les poissons que vous aimez le moins ou que vous connaissez moins.

Les poissons sont une meilleure source de protéines que la viande. Ils ont également la plus faible teneur en matières grasses et les fruits de mer contiennent du bons gras, y compris des acides gras oméga-3, qui sont célèbres pour leur capacité à réduire les maladies cardiaques et les accidents vasculaires cérébraux. De plus, plusieurs études indiquent que la consommation d'aliments riches en acides gras oméga-3 aide à prévenir certains types de cancer, et aide à soulager les problèmes de rythme cardiaque.

Combien puis-je en consommer dans le régime méditerranéen ?

Les hommes devraient manger au moins 1 once (30g.) et les femmes devraient consommer au moins 0,75 onces (21 g.) par jour. S'il vous plaît notez, qu'il y a eu des inquiétudes au sujet de la contamination au mercure ces derniers temps. Cependant, cela ne signifie pas que vous ne pouvez pas consommer les fruits de mer. Vous avez juste besoin d'être prudent. Les avantages de manger du poisson l'emportent largement sur le risque de contamination. Le « Centers for Disease Control and Prevention » recommande d'éviter les poissons ayant plus de 1,0 ppm (parties par milliard) de mercure. Consultez la liste des poissons que vous devez éviter. J'ai inclus un dossier dans les pages suivantes de ce livre qui vous les donnent.

Céréales et grains

En suivant le régime méditerranéen, les grains entiers sont élevés. Toutefois, si vous êtes habitué à manger des amidons « blancs », comme les pâtes, le riz blanc et le pain blanc, passez lentement vers les grains entiers. Vous pouvez commencer par manger un peu de pain de blé entier, puis de plus en plus de pain à grains entiers. Si vous voulez manger du riz blanc, remplacer la recette avec du riz brun. Remplacer le riz blanc avec du riz brun augmente instantanément votre consommation de fibres. Vous pouvez également remplacer les pommes de terre par de vraies patates douces et par des ignames. Choisissez toujours les céréales à grains entiers.

Combien puis-je en consommer avec le régime méditerranéen ?

Les hommes devraient consommer au moins 10,4 onces (295 g.) et les femmes au moins 8,9 onces (252 g.) de céréales et de grains par jour.

Noix et Fruits

Les noix sont parfaites comme encas. Elles contiennent beaucoup de calories, mais ces calories proviennent principalement de la graisse monoinsaturés ou AGMI, qui sont des graisses appropriées et qui aident le corps à perdre du poids. En fait, les études montrent que si vous mangez 2 onces (56 g.) de noix au lieu de petits gâteaux, vous ne gagnerez pas de poids, même si les noix contiennent plus de calories que les petits gâteaux.

Les fruits sont des collations sucrées parfaites. Ils répondent à vos envies de bouche sucrée sans avoir à ajouter des édulcorants artificiels et des additifs dans votre alimentation. Remplissez votre garde-manger et votre réfrigérateur avec des poires, des pommes, des oranges, et autres. Boire du jus de fruits est acceptable au cours du régime méditerranéen, mais le mieux c'est de les manger, car cela permet de préserver leur teneur en fibres.

Combien puis-je en consommer avec le régime méditerranéen ?

Les hommes devraient manger environ 8,9 onces (252 g.) par jour tandis que les femmes devraient consommer environ 7,7 onces (218 g.) par jour.

Légumineuses

Il existe différents types de légumineuses que vous pouvez choisir d'inclure dans votre alimentation. Ils sont une excellente source de fibres et une excellente source de protéines alternative. Les légumineuses sont aussi polyvalentes. Vous pouvez les ajouter comme ingrédient dans vos salades, dans vos soupes en recettes principales, ou les servir comme plat d'accompagnement.

Combien puis-je en consommer avec le régime méditerranéen ?

Les hommes devraient consommer environ 2,1 onces (60 g.), et les femmes devraient manger environ 1,75 onces (50 g.) par jour.

Légumes

Les crudités sont les plus importantes et la principale composante du régime méditerranéen. Il n'y a aucun moyen que vous mangiez trop de légumes. Vous pouvez en manger beaucoup et être encore au sein dans votre apport calorique quotidien recommandé. Ils vous aident à vous sentir rassasié plus vite et plus longtemps.

Une excellente façon d'augmenter votre consommation de légumes est de les inclure dans votre déjeuner et votre collation. Faites votre sandwich préféré avec de l'oignon, des poivrons, des tomates, des concombres, de la laitue, et pratiquement tout ce que vous désirez.

Que faire si vous n'aimez pas les légumes.

Tout comme pour le poisson, vous pouvez commencer par ceux que vous aimez. Pensez à tous les légumes que vous avez déjà mangés et gardez-les à portée de main. Ensuite, explorez lentement et ajouter ceux qui vous sont le moins familiers.

Combien puis-je en consommer avec le régime méditerranéen ?

Les hommes devraient manger au moins 10,8 onces (306 g.) et les femmes au moins 8,9 onces (252 g.) par jour.

La pyramide du régime méditerranéen

Le régime méditerranéen fait suite à une pyramide alimentaire. Utilisez le guide ci-dessous pour planifier vos plats selon ce que vous pouvez manger tous les jours ou toutes les semaines.

Menu du jour

légumes non féculents (4 à 8 portions)

La taille d'une portion correspond à :

- 1 tasse de légumes crus
- Une demi-tasse de légumes cuits

Les légumes non féculents comprennent toutes les plantes, sauf les courges d'hiver, les pois, le maïs et les pommes de terre.

Les graisses saines (4 à 6 portions)

La taille d'une portion correspond à :

- 1 cuillère à café d'huile d'olive ou de canola
- 2 cuillères à café de margarine légère
- 1 cuillère à soupe de sauce à salade ordinaire

- 2 cuillères à soupe vinaigrette légère (faite avec une cuillère à café de mayonnaise ordinaire, 5 olives et 1/8 d'avocat)

Les grains entiers et les légumes féculents (4 à 6 portions)

La taille d'une correspond à :

- 1 tranche de pain, de blé entier
- 1 demi tasse de maïs, pois, pommes de terre, ou de courges d'hiver
- 1/2 grosse tranche de pain de grains entiers
- 1 petit pain de pain de blé entiers
- 1 Pita de 6 pouces (15 cm.) au blé entier
- 6 craquelins aux grains entiers
- Une demi-tasse de céréales à grains entiers cuit

- Une demi-tasse d'orge cuit, de pâtes de blé entier, ou de riz brun

Fruits (2 à 4 portions)

La taille d'une portion correspond à :

- Une demi-tasse de jus
- 1 fruits frais de petite taille
- Un quart de tasse de fruits secs

Toujours choisir des fruits frais, car ils contiennent des fibres et autres nutriments. Si vous utilisez des fruits en conserve, choisissez une variété sans sucre ou à faible teneur en sucre ajouté. Ne pas consommer plus d'une tasse par jour de jus de fruits, puisque même les types sans sucres ajoutés sont riches en sucre.

Les légumineuses et les noix (1 à 3 portions)

Visez un objectif de 1 à 2 portions quotidiennement de noix et 1 à 2 portion de légumes par jour.

La taille d'une portion correspond à :

- 2 cuillères à soupe de graines de sésame ou de tournesol

- 1 cuillère à soupe de beurre d'arachide

- 7 à 8 noix

- 20 arachides

- 12 à 15 amandes

- Un quart de tasse de fèves cuites au four ou frits sans gras

- Une demi tasse de lentilles, d'haricots blancs, noirs ou Pinto, de pois cassés, de soja, de pois chiches

Menu de la semaine

Poisson (2 à 3 portions)

Une portion correspond à 3 onces (85 g.) soit la taille d'un jeu de cartes.

Produits laitiers (1 à 3 portions)

Une portion correspond à :

- 1 tasse de yogourt léger, yaourt non gras, ou de lait écrémé

- 10 onces (283 g.) de fromage à faible teneur en matières grasses

Vous pouvez utiliser du fromage de soja, le lait de soja, ou le yaourt de soja à la place.

Volaille (1 à 3 portions)

Une portion est de 3 onces (85 g.) soit la taille d'un jeu de cartes. Cette option est facultative, vous pouvez choisir de ne pas ajouter de volaille à votre régime méditerranéen.

Menu mensuel

Des œufs

Vous pouvez manger jusqu'à 4 jaunes d'œufs par semaine. D'autre part, vous pouvez manger autant de blancs d'œufs que vous voulez.

Friandises

Vous pouvez en manger une fois par semaine ou 3 à 4 fois par mois.

Viandes rouges (veau, agneau et bœuf)

Vous pouvez en manger une fois par semaine ou 3 à 4 fois par mois.

Remplacements

Si vous voulez remplacer un ingrédient de la recette avec un ingrédient que vous aimez, alors assurez-vous d'utiliser une quantité adéquate ayant un nombre de calories identique ou similaire à l'original. Par exemple, vous voulez remplacer le poulet avec du saumon. Un poulet de 2,6 onces (73 g.) a 176 calories, donc vous devez le remplacer par 3 onces (85 g.) de saumon, qui contient 177 calories.

Si vous voulez remplacer les haricots verts avec des tomates, 3/4 tasse de d'haricots verts contiennent 26 calories, remplacez par 1 tasse de tomates cerises qui contient 26 calories.

Si vous préférez des fraises au lieu des pêches, 2/3 de tasse de pêches ont 44 calories, que vous pouvez remplacer par 1 tasse de fraises contenant 47 calories.

Rappels importants

La pyramide méditerranéenne est un guide fiable pour la plupart des adultes. Cependant, les enfants, les femmes enceintes et les personnes ayant des besoins alimentaires particuliers peuvent avoir besoin de suppléments nutritionnels pendant un régime alimentaire. Dans la plupart des cas, ces besoins nutritionnels particuliers peuvent être accommodés avec le régime méditerranéen.

Chapitre 4 : liste des aliments du régime méditerranéen

Êtes-vous prêt à remplir votre garde-manger et votre réfrigérateur ? Voici la liste des ingrédients standards du régime méditerranéen. Utilisez ce guide pour planifier vos plats et repas.

Légumes

Courge Zucchini	Courge jaune	Tomates	Courge
Épinard	Échalottes	Poivrons	Petis-Pois
Pois-cassés	Oignons	Salade	Poireaux

Oignons verts	Haricots verts	Aubergine	Aubergine
Concombres	Choux vert	Céleri	Chou
Champignons de Paris	Choux de Bruxelles	Betteraves	Germes de soja
Asperges	Courgeron		

Légumineuses

Haricot Blancs	Pois mange-tout (pois gourmand)
Fèves de soja	Pois de neige (pois chinois)
Haricots à bouquets	Haricots rouges (haricots

(Haricot d'Espagne)	rouges, haricots mexicains)
Haricots Pinto	Gombo
Haricots Bleu Marine (Haricot de Boston)	Haricots de Lima
Lentilles	Les haricots verts
Haricots Great Northern	Pois chiches
Gourganes (grosses fèves)	Pois Anglais
Les haricots noirs (haricots noirs espagnols, les petits haricots, les haricots noirs mexicains)	Haricots beurre ou haricots jaunes

Noix et Fruits

Noix	Graines de tournesol	Framboises	Graines de citrouille
Pistaches	Pignons de pin	Noix de pécan	Poires
Cacahuètes	Pêches	Oranges	Nectarines
Noix de macadamia	Noisettes	Raisins	Canneberges
Céréales et grains	Noix de cajou	Myrtilles	Mûres
Bananes	Pommes	Amandes	

76

Remplacements

Au lieu de...	Choisir...
Riz blanc	Riz brun ou riz sauvage
Pain blanc	Pain complet
Spécial k	Cheerios
Rice Krispies	Kashi GoLean Croquant
Pâtes régulière	Pâtes de blé entier ou de Quinoa
Pâte à pizza	Pâte à pizza à la farine complète

Gruau de maïs	Flocons d'avoine
Froot Loops	Céréales Life
Muffin anglais	Muffin anglais au blé entier
Flocons de maïs	Céréales All Bran
Maïs	Haricots ou Lentilles
Bagel	Bagel de blé entier
Apple Jacks	Kashi Moisson à la cannelle

Poisson

Poisson	Gras oméga-3 par portion 4 onces (113 g.)	parties de mercure par milliard (ppm)
Anchois	2,055 mg	<0,05
Saumon sauvage	1,043 mg	<0,05
Truite	935 mg	0,07
Crevette	315 mg	<0,05
Escalopes	365 mg	<0,05
Sardines	982 mg	<0,05

Huîtres	688 mg	<0,05
Moules	782 mg	<0,15
Thon rose ou jaune	270 mg	0,12
Saumon d'élevage	2.648 mg	<0,05
Poisson-chat d'élevage	177 mg	<0,05
Crabe	351 mg	0,09
Palourdes	284 mg	<0,05

Maquereau	1,203 mg	0,05
Hareng de l'Atlantique	2,014 mg	<0,05
Morue de l'Atlantique	158 mg	0,1

Huiles et Graisses

Bons choix	Utilisez soigneusement	Éviter
Tahini (graines de sésame		

broyés)		
Huile de sésame	Tartinades légères	Graisse végétale
Huile de carthame	de type Smart Balance	Bâton de margarine
Beurre d'arachide	Mayonnaise	Saindoux
Huile d'olive	Lait de coco	Les aliments contenant de l'huile de palme
Huile de pépins de	Beurre	Les aliments contenant des huiles

raisin		hydrogénées
Huile de canola	Avocats	Huile de noix de coco

Produits Laitiers

Fromage au é	Yaourt	Ricotta
Cheddar e teneur en sses	Fromages	Pecorino
Parmigiano	Mozzarella	Monterey Jack
Lait	Cheddar Blanc	Lait évaporé

Fromage à la matières	Fromage à la	Babeurre
Beurre	Fromage bleu	

Guide d'achat pour le régime méditerranéen

Huiles

Huile d'olive	Huile d'olive extra vierge

Le vinaigre

Balsamique	Vin rouge	Vin blanc

Les épices et les herbes séchées

Romarin	Au vin rouge et blanc	Persil	Origan	Ginge mbre

Ail	Graine de fenouil	Aneth	Cumin	Coriandre
Clous de girofle	Cannelle	Poivre de Cayenne	Basilic	

Fruits de mer et viande

Palourdes	Morue	Chair de crabe
Flétan	Moules	Saumon

Escalopes	Crevette	Tilapia
Thon	Poitrine de poulet (1-2 fois par semaine)	Cuisses de poulet (1-2 fois par semaine)
Viande rouge maigre (1-2 fois par mois)		

Emballés et en conserve

Olives	Tomates en conserve	Thon en conserve

Les haricots secs et en conserve

Haricots blancs	Lentilles	Haricots verts
Pois chiches	Haricots cannellini	Haricots noirs

Grains entiers

Couscous de blé entier	Pain ou pita de blé entier	Pâtes de grains entiers
Craquelins de grains entiers	Quinoa	Polenta

Avoine	Faro	Boulgour
Riz brun	Orge	

Graines et noix

Noix	Graines de tournesol	Graines de sésame
Pignons de pin	Noisettes	Noix de cajou
Amandes		

Réfrigéré

Yogourt nature ou grec	Lait faible en matière grasse	Œufs

Fromage

Ricotta	Parmesan	Mozzarella	Fromage de chèvre
Feta	Fromage à la crème		

Produits

Zucchini	Tomates	Courges	Épinards
Échalottes	Patates	Grenade	Prunes
Pois	Poires	Pêches	Oranges
Oignons	Nectarines	Champignons	Melons
Citrons verts	Salade	Citrons	Légumes verts à feuilles
Kiwi	Haricots verts	Raisins	Figues

Fenouil	Aubergine	Dattes	Concombres
Cerises	Céleri	Carottes	Chou
Choux de Bruxelles	Brocoli	Baies (tous types)	Poivrons
Betteraves	Bananes	Avocat	Asperges
Artichaut	Pommes		

Chapitre 5 : Comment réussir le régime méditerranéen

Changer votre régime alimentaire peut être un défi, surtout si vous en adoptez un qui est très différente du vôtre. Voici quelques conseils pour faire votre transition vers un régime méditerranéen plus facilement.

Goûtez toutes les saveurs

Plus qu'un régime, le régime méditerranéen est un mode de vie qui vous apprend à vivre des moments inoubliables par les saveurs de la nourriture que vous mangez. Évitez de manger devant la télévision, car cela prendra votre attention au lieu de la nourriture que vous mangez. Ne pas avaler tout en une seule bouchée. Au lieu de cela, manger lentement, prenez votre temps de goûter toutes les saveurs. Manger lentement également pour régler votre corps avec la nourriture que vous mangez. Profitez de vos repas tranquillement vous fera manger jusqu'à ce que vous soyez rassasié, et évitez de trop manger.

Connaître votre poids idéal

Connaitre le poids idéal pour votre taille sera votre guide. Le maintien de votre poids est essentiel pour une bonne santé. Si vous êtes en surpoids, alors vous devez faire plus d'exercice et de réduire la quantité de nourriture que vous mangez et buvez. La plupart des gens qui suivent un régime alimentaire comptent obsessionnellement les calories, ce qui peut détourner l'attention de tout le monde sans profiter du repas. Compter les calories aussi ne fonctionne pas bien à long terme.

Être avec les gens que vous aimez

Ce régime méditerranéen est également fondé sur les principes de la jouissance et du plaisir. Autant que possible, mangez avec des amis et de la famille. Le fait d'être heureux avec les autres donne encore plus de goût à la nourriture, et le rire que vous partagez donne une meilleure vie.

Choisissez un mode de vie sain

Votre santé globale ne dépend pas seulement d'une saine habitude alimentaire. En collaboration avec le régime méditerranéen, les exercices et les activités physiques régulières sont également importantes. Cela n'a pas besoin d'être une séance d'entraînement dans la salle de gym. Cela peut être simplement le fait de prendre les escaliers plutôt que l'ascenseur. Des activités de loisirs, comme la marche, le ménage, ou travailler dans la cour sont aussi de bons moyens pour déplacer votre corps. Vous pouvez même faire de la course, de l'aérobic ou autres exercices fatigants.

Modération est la clé

Contrairement à de nombreux régimes qui impliquent l'élimination de certains aliments, le régime méditerranéen est un régime équilibré qui accepte un large éventail de boissons et de nourriture. La clé est de manger modérément et à bon escient. Avec ce régime, vous pouvez profiter d'une petite tranche de gâteau, de deux tranches de steak, et d'un à deux verres de vin.

Suivez la fréquence alimentaire recommandée et la taille des portions

Cela garantit que vous obtenez la bonne quantité de nourriture selon ceux qui mangent en plus grandes quantités et plus fréquemment, ainsi que pour les personnes qui ont besoin de manger en plus petites quantités et moins souvent.

Hydratation

Le corps est composé de 70 pour cent d'eau, et une bonne hydratation est essentielle pour maintenir ses niveaux d'énergie, la santé et le bien-être. Même une légère déshydratation aura une incidence sur les processus dans votre corps. Les différences entre les taux métaboliques, le niveau d'activité et le type de corps signifie que certaines personnes ont besoin de boire plus d'eau que d'autres personnes.

Mangez des œufs

Ils sont d'excellentes sources de protéines de haute qualité et sont utiles pour les personnes qui ne mangent pas de viande ou qui sont végétariens. Assurez-vous de suivre les portions recommandées et leurs fréquences.

Réduire la consommation de sel

Utilisez plus d'herbes et d'épices pour ajouter de la saveur et de l'arôme à la nourriture au lieu du sel. Ils ajoutent le goût distinct de la cuisine méditerranéenne et sont riches en antioxydants.

Buvez modérément

Suivez la dose quotidienne recommandée pour chaque type d'alcool. Le vin peut spécifiquement avoir un effet amincissant du sang, ce qui rend les artères moins sujettes à la coagulation. Ils contiennent également des antioxydants qui aident à prévenir l'accumulation de lipoprotéines de basse densité ou LDL dans les artères, et à son tour, éviter ainsi l'accumulation de plaque dans les artères.

Snacks au fromage, les produits laitiers à faible teneur en matières grasses, les graines et les noix

Une poignée de graines de tournesol, amandes, noix peuvent faire de bonnes collations. Ils sont faciles à amener et à manger sur le pouce. Le fromage à faible teneur en gras est riche en calcium et les fruits frais sont aussi des collations à emporter partout.

Fruits pour le dessert

La plupart des fruits sont riches en antioxydants, en fibres et en vitamine C. Ils sont les plus sains desserts qui sauront satisfaire votre envie sucrée. Découvrez et essayer de nouveaux fruits chaque semaine pour élargir votre choix.

Augmentation des aliments à grains entiers

Il faudra un certain temps pour que vos papilles et votre estomac acceptent l'absorption de blé entier et de grains entiers. Remplacez lentement vos produits céréaliers raffinés avec les grains entiers. Vous pouvez utiliser des mélanges de pâtes à grains entiers ou du riz. Vous pouvez également essayer de mélanger les grains entiers avec le grain raffiné, moitié pâte blanche et moitié en blé entier. Quand votre corps sera réglé, vous pourrez passer au blé entier et au grains entiers complètement.

Garnissez vos repas de légumes

La plupart des gens ne consomment pas assez de légumes. Mangez-en au moins 3 à 4 portions par jour. Plus il y a de couleur, plus il y a de vitamines et de minéraux. Vous pouvez les ajouter à vos soupes et à vos omelettes, les apprécier dans une salade de légumes, ou tout simplement les faire rôtir.

Changez de protéines

Permuter la viande rouge avec la dinde, le poulet et le poisson pour abaisser la consommation de graisses saturées. Vous pouvez également obtenir vos protéines dans les haricots, les noix et les autres plantes. La dorade, le hareng, les sardines, le thon et le saumon sont de bons choix. Crustacés et coquillages, notamment les moules, les crevettes, et les palourdes et sont aussi de bonnes sources de protéines.

Voici un moyen rapide de réduire votre consommation de viande, faites des pâtes aux légumes la star de vos repas et utilisez la viande comme un arôme ou un condiment. Suivez la taille des portions recommandées pour la viande rouge. Avec le régime méditerranéen, les crustacés et les poissons sont rarement panés ou frits.

Utilisez des huiles végétales

Utilisez-les comme votre graisse primaire pour la cuisson et la friture. Éliminer toutes les huiles hydrogénées et les huiles contenant des gras trans. Autant que possible, remplacer le beurre et la margarine par de l'huile d'olive ou d'autres huiles saines, comme le canola, le soja et l'huile d'arachide.

Pour une trempette délicieuse et saine avec le pain, utilisez de l'huile d'olive de haute qualité et du vinaigre balsamique. Lors de la cuisson, ne laissez pas votre huile allez à trop haute température et fumer car cela endommagerait leurs propriétés nutritionnelles et leur saveur. Il existe de nombreuses variantes intéressantes et de nombreuses caractéristiques d'huile d'olive sur le marché, donc expérimentez pour savoir quels sont celles que vous pouvez ajouter à votre alimentation.

Êtes-vous prêt à commencer ?

Chapitre 6 : 14 jours de repas méditerranéen

Commencez votre parcours du régime méditerranéen et goûtez à toutes les saveurs des régions. Voici un plan d'alimentation de 2 semaines pour en profiter.

Semaine 1

Jour 1

Déjeuner du matin : Crêpes moelleuses

Déjeuner du midi : Salade de pois chiches

Collation d'après-midi : Crackers houmous et prunes

Dîner du soir : Kebab de brochette de poulet

Jour 2

Déjeuner du matin : Parfait de Granola au yogourt

Déjeuner du midi : Quiche aux légumes variés et santé prêt-à-manger – réchauffer suivant les instructions de la boite. Servir avec 10 morceaux de tomates cerises.

Collation d'après-midi : Trempette crémeuse aux pois chiches

Dîner du soir : Sandwich Tomate et Mozzarella

Jour 3

Déjeuner du matin : Frittata de Fromage de chèvre et Ciboulette

Déjeuner du midi : Sandwich Turque aux Artichauts

Collation d'après-midi : Trempette crémeuse aux pois chiches – reste de la collation du jour 2. Utilisez 1 concombre en tranches, pour faire tremper.

Dîner du soir : Bar grillé à la méditerranéenne PLUS 1 bâtonnet de jus de fruits glacée (limiter les calories du bâtonnet à 80)

Jour 4

Déjeuner du matin : Une portion de crêpes moelleuses (restes du jour 1) arrosé de 2 cuillères à soupe de sirop d'érable allégé. Servir avec 1 tasse de lait sans matière grasse et 1 demi tasse de framboises.

Déjeuner du midi : Bar grillé à la méditerranéenne (reste du jour 3) sur les feuilles restantes de jeunes pousses de roquette.

Collation d'après-midi : Trempette Aigre-douce et Légumes

Dîner du soir : Frittata, reste du petit-déjeuner du jour 3. Mangez avec 2 tasses de jeunes épinards arrosés de 2 cuillères à soupe de vinaigre balsamique, 1 tranche de pain (blé entier) avec 2 cuillères à café de margarine légère (sans gras trans), et 1 tasse de lait, sans matière grasse. Pour le dessert, profitez d'un carré de Baklava d'environ 2 pouces (5 cm).

Jour 5

Déjeuner du matin : Yogourt Croquant et Crémeux

Déjeuner du midi : Sandwich Pita de Légumes, sauce Concombre et Yogourt

Collation d'après-midi : Trempette Aigre-douce (reste de la collation du jour 4) et crackers (6 crackers à la saveur que vous désirez).

Dîner du soir : Poulet Aigre-doux à la méditerranéenne

Jour 6

Déjeuner du matin : Lait au chocolat avec un Bagel beurre d'arachide

Déjeuner du midi : Salade et Pizza

Collation d'après-midi : Smoothie Ananas et Orange

Dîner du soir : Sortie au Restaurant Grec - Commander Souvlaki de poulet ou d'agneau dans un restaurant grec. Mangez l'équivalent de la taille d'un savon ou 4 onces (115 g.) d'agneau ou de poulet et environ la taille d'une balle de baseball de riz ou de couscous. Mangez tous les légumes servis avec votre repas. Si servi avec une salade, arroser d'une cuillère à soupe de vinaigrette. Conservez les reste d'agneau ou de poulet et les restes de couscous ou de riz pour le déjeuner du jour 7, prenez avec 2 onces (12 cl.) ou un demi-verre de vin.

Jour 7

Déjeuner du matin : Pita Ricotta et Raisins secs

Déjeuner du midi : Souvlaki + Couscous ou Riz (reste du souper du jour 6, manger la même équivalence en taille). Ajouter une tasse d'épinards cuits ou 2 tasses de jeunes épinards.

Collation d'après-midi : Smoothie Yoplait Nouriche ou un Yop 200 ml ou 250 ml.

Dîner du soir : Salade d'été Crevettes et Basilic

Semaine 2

Jour 1

Déjeuner du matin : Crêpe et Ricotta

Déjeuner du midi : Salade en Salsa de Maïs, Haricots noirs et Tomate

Collation d'après-midi : Yogourt aux Noix

Dîner du soir : Salade Grecque et Poulet grillé

Jour 2

Déjeuner du matin : Toast de pain au blé et Œufs brouillés

Déjeuner du midi : Burger de légumes et pommes de terre nouvelles

Collation d'après-midi : Yaourt Pacanes et Céréales

Dîner du soir : Couscous d'émietté de bœuf haché à la tomate et asperges

Jour 3

Déjeuner du matin : Barre Énergétique

Déjeuner du midi : Plat prêt-à-manger et tomates

Collation d'après-midi : Légumes réhaussés de Houmous

Dîner du soir : Vivaneau ou Flétan grillé

Jour 4

Déjeuner du matin : Cerises et céréales

Déjeuner du midi : Pâtes au thon

Collation d'après-midi : Crackers, beurre d'arachide et lait

Dîner du soir : Restaurant italien – Prendre un poulet Piccata ou Marsala. Manger l'équivalence de la taille d'un savon avec une salade maison arrosée de 2 cuillères à café d'huile d'olive et de vinaigre ou de 2 cuillères à soupe de vinaigrette riche en matière grasse. Accompagnez de pâtes (manger une demi tasse des pâtes avec de la sauce) ou 1 tranche de pain italien surmontée d'une cuillère à café de beurre. Profitez de 4 onces (12 cl.) de vin. Partagez ce qu'il y a en trop avec un ami.

Jour 5

Déjeuner du matin : Smoothie de style Jamba Juice

Déjeuner du midi : Déjeuner de style petit-déjeuner

Collation d'après-midi : Trempette Ciboulette et Légumes

Dîner du soir : Pain Pita feta et épinards

Jour 6

Déjeuner du matin : Une portion de crêpes moelleuses de la semaine 1 jour 1. Garnir vec un mélange d'un tiers de tasse de crème sure (aigre) et d'une cuillère à soupe de sirop d'érable allégé, et d'une tasse de framboises fraîches. Prenez avec 1 tasse de lait, sans matière grasse.

Déjeuner du midi : Œufs brouillés et Feta

Collation d'après-midi : Pomme au beurre d'arachide

Dîner du soir : Risoni aux Pétoncles

Jour 7

Déjeuner du matin : Pita et bleuets au fromage Ricotta

Déjeuner du soir : Sandwich Subway ou style Subway

Collation d'après-midi : Trempette aigre-douce avec légumes et fruits

Dîner du soir : Légumes grillés à la méditerranéenne

Chapitre 7 : Recettes de petits-déjeuners

Crêpes Moelleuses

Portions : 5 (4 crêpes de petite taille par portion)

Ingrédients :

- ½ tasse de yogourt à faible teneur en matière grasse, saveur de votre choix
- 1 œuf de grande taille
- 1 tasse ou mélange à crêpes au sarrasin ou au blé entier

Instructions :

1. Bien mélanger tous les ingrédients. Faire cuire les crêpes en suivant les instructions sur l'emballage du mélange à crêpes.

2. Mangez 1 portion (4 crêpes) maintenant et emballez individuellement les 4 portions restantes dans le congélateur pour les repas à venir.

3. Servez vos des crêpes avec 2 cuillères à soupe de sirop d'érable léger et à côté 1 tasse de fraises fraîches et une tasse de lait sans matières grasses.

Parfait de Granola au Yogourt

Portion : 1

Ingrédients :

- 6 onces (170 g.) de yogourt léger à saveur de fruits
- 1 tasse de framboises
- 2 cuillères à soupe de céréales à faible teneur en matières grasses

Instructions :

1. Dans un large bol en verre, mettre 1/3 du yaourt, 1/3 des fruits, puis 1/3 du granola.

2. Répétez en couches jusqu'à ce que tous les ingrédients soient utilisés. Prenez du plaisir !

Frittata Fromage de chèvre et Ciboulette

Portions : 2

Ingrédients :

- 2 œufs entiers

- 4 blancs d'œufs

- 1/4 de tasse de lait (60 ml.)

- 1/4 de cuillère à café de sel

- Une pincée de poivre noir moulu

- 1/2 tomate de grosseur moyenne

- 1 cuillère à soupe de ciboulette fraîche, hachée

- 1 cuillère à café d'huile d'olive

- 1/4 de paquet de fromage de chèvre

- 1 tasse de lait sans matière grasse

Instructions :

1. Préchauffer le four à 375F/190C.

2. Dans un bol moyen, à l'aide d'un fouet ou d'une fourchette, mélanger le lait, les œufs entiers, les blancs d'œufs, le poivre et le sel. Incorporer la ciboulette et la tomate.

3. Dans un plat allant au four de 10 pouces (25 cm.), faire chauffer l'huile d'olive. Verser le mélange d'œufs dans la poêle. Par cuillerées, déposez le fromage de chèvre sur le dessus du mélange d'œufs. Faire cuire pendant environ 3-4 minutes ou jusqu'à ce que les bords de la frittata commencent à se définir.

4. Transférer la poêle au four préchauffé et cuire au four pendant environ 9-10 minutes ou jusqu'à ce que la frittata commence à se placer et qu'un couteau en ressorte propre lorsqu'il est inséré dans son centre.

5.   Servir la moitié de la frittata. Conserver et réfrigérer l'autre moitié pour le dîner du jour 4.

6.   Profitez de votre petit-déjeuner avec 1 tasse de lait sans matière grasse.

Yogourt Croquant et Crémeux

Portions : 1

Ingrédients :

- 6 onces (170 g.) de yogourt allégé, à saveur de votre choix

- 1 tasse de céréales riche en fibres (Assurez-vous de limiter à 100 calories), exemple une demi-tasse de Raisin All Bran ou 1 tasse de Cheerios

- 3 cuillères à soupe de noix hachées

Instructions :

Mettez le yaourt dans votre récipient désiré. Ajouter sur le dessus vos céréales préférées et des noix. Prenez du plaisir !

Bagel Beurre d'Arachide et Chocolat au Lait

Portions : 1

Ingrédients :

- 1 cuillère à soupe de beurre d'arachide
- 1 bagel de blé entier de 1 once (30 g.) soit la moitié d'un bagel de 170 calories
- Pour servir :
- 1 tasse de lait sans matière grasse
- 2 cuillères à café de sirop de chocolat
- 1 tasse de raisins verts ou rouges

Instructions :

1. Étaler le beurre d'arachide sur la moitié du bagel.

2. Incorporer le sirop dans le verre de lait et bien mélanger.

3. Servir le bagel avec le lait au chocolat et les raisins.

Pita Ricotta et Raisins Secs

Portions : 1

Ingrédients :

- Une Pita de 6 ½ pouce (16,5 cm) au blé entier

- 1/3 de tasse de fromage Ricotta sans matière grasse

- 1 cuillère à soupe de beurre d'arachide

- 1 cuillère à soupe de miel

Instructions :

1. Mélanger le fromage avec le miel et le beurre d'arachide jusqu'à obtenir une consistance homogène.

2. Remplissez le Pita avec le mélange de fromage.

3. Ajouter des raisins secs sur le dessus.

Crêpe et Ricotta

Portions : 1

Ingrédients :

- 1 portion de crêpes moelleuses (reste du petit-déjeuner du jour 1)

- Un tiers de tasse de fromage ricotta sans matière grasse

- 1 cuillère à soupe de sirop d'érable allégé

- 2 cuillères à soupe de sirop d'érable allégé, pour garnir

- Pour servir avec :

- 1 tasse de lait sans matière grasse

- 1 Orange de petite taille

Instructions :

1. Mélanger le fromage avec une cuillère à soupe de sirop d'érable allégé. Faire des couches de crêpes en tartinant la ricotta crémeuse entre chaque crêpe. Lorsque les crêpes sont disposées en couches, arroser le dessus avec le sirop d'érable allégé.

2. Servir avec 1 tasse de lait et 1 petite orange.

Toast de Pain au Blé et Œufs brouillés

Portions : 1

Ingrédients :

- 2 blancs d'œufs PLUS 1 œuf, ou un quart de tasse de substitut d'œuf

- 1/2 poivron couleur de votre choix, haché

- Un quart de tasse d'oignon haché

- Poivre noir, au goût

- Pour servir avec :

- 1 tranche de pain, de blé entier, toasté

- 2 cuillères à café de margarine sans gras trans

- 1 tasse de lait, sans matière grasse

Instructions :

1.   Brouiller le substitut ou le blanc d'œuf et l'œuf avec le reste des ingrédients.

2.   Servir les œufs brouillés avec de la margarine sans gras trans, une tranche pain au blé entier toasté et du lait.

Barre Énergétique

Portions : 1

Ingrédients :

- 1 barre LUNA (sorte que vous voulez)

- 8 morceaux de moitiés de noix de pécan

- Une prune fraîche

- 1 tasse de lait sans matière grasse

Instructions :

Savourez avec plaisir !

Cerises et Céréales

Portions : 1

Ingrédients :

- La valeur de 100 calories de vos céréales favoris (moitié d'une tasse de céréales aux raisins secs et aux noix ou 1 tasse de céréales de grains)

- 1 tasse de lait, sans matière grasse

- Une demi-tasse de cerises fraîches, dénoyautées (environ 12 unités)

- 1 Bâtonnet de fromage à effilocher

Instructions :

1. Mettez vos céréales dans un bol. Verser le lait et ajoutez les cerises.

2. Servez avec le fromage à effilocher.

Smoothie de style Jamba Juice

Portions : 1

Ingrédients :

16 onces (45 cl) de Smoothie Enlightened (Smoothie gourmand haut en fibre, faible en matière grasse, 100 calories, 7 g. de calories)

Si vous ne pouvez en trouver, faite votre Smoothie :

- 1/2 cuillère à café de vanille
- 1 tasse de lait sans matière grasse
- 1 tasse de fraises ou de framboises

Instructions :

Profitez de votre smoothie avec du fromage à effilocher.

Pita et Bleuets au fromage Ricotta

Portions : 1

Ingrédients :

1 Pita (6 1/2po/16,5 cm) au blé entier, coupé en deux moitiés, une moitié pour maintenant et l'autre moitié à conserver pour le dîner du Jour 7

Pour le trempage :

- Une demi-tasse de fromage ricotta, sans matière grasse
- 1 cuillère à soupe de miel
- 3/4 de tasse de bleuets frais (en France vous pouvez trouver des « bluet des Vosges »)

Pour servir avec :

- 1 tasse de lait, sans matière grasse

Instructions :

1. Faire griller la moitié de pita, puis couper en triangles ou la briser en morceaux de petite taille pour faire tremper.

2. Mélanger les ingrédients de trempage et bien mélanger.

3. Manger les morceaux de pita grillées avec la trempette.

4. Servir avec du lait.

Chapitre 8 : Recettes déjeuner au midi

Salade de pois chiches

Portions : 1

Ingrédients :

- La moitié d'une boite de conserve de 400g. de pois chiches.

- Un quart de tasse d'oignon blanc, haché, conservez le reste pour le dîner du soir.

- Un quart de tasse poivron vert haché, conservez le reste pour le dîner du soir.

- 2 cuillères à café d'huile d'olive

- 1 cuillère à soupe d'olives noires, tranchées

- 1/4 cuillère à café de poivre noir

- 1 cuillères et demi à soupe de vinaigre blanc

- 2 tasses (475 ml) de laitue romaine

Instructions :

1. Mettre les pois chiches dans une passoire et rincer à l'eau courante pendant 2 minutes pour éliminer l'excès de sodium. Bien égoutter, mettre de côté et conservez la moitié des pois pour la collation du jour 2.

2. À l'exception des feuilles de laitue romaine, bien mélanger le reste des ingrédients dans un bol.

3. Servir sur un lit de feuilles de laitue romaine.

Sandwich Turque aux Artichauts

Portions : 1

Ingrédients :

Pour le sandwich :

- 2 tranches de pain de blé entier
- 1 cuillère à soupe de mayonnaise légère
- 4 à 6 cœurs d'artichauts
- Un tiers de tasse de fromage mozzarella à teneur réduite en matière grasse, en morceaux
- 3 onces (85 g.) de poitrine de dinde, en tranches

Pour servir avec :

- 1 tasse de raisins rouges ou verts
- 15 petites carottes

Instructions :

1. Étaler 1/2 cuillère à soupe de mayonnaise allégée sur chaque tranche de pain de blé entier. Garnir de poitrines de dinde, de fromage mozzarella, et des cœurs d'artichauts entre les deux tranches de pain.

2. Servir avec les raisins et les carottes.

Sandwich Pita de Légumes, Sauce Concombre et Yogourt

Portions : 1

Ingrédients :

- Un demi-tasse de yogourt nature

- 1/2 concombre, finement haché

- 1/2 gousse d'ail, hachées

- Sel et poivre au goût

- 1 Pita de 6 1/2 pouce (16,5 cm) au blé entier

- 5 tomates raisins, coupées en deux

- 1 tasse d'haricots verts

- 1 tasse (environ 23 unités) de cerises fraîches, pour accompagner

Instructions :

1. Mélanger les 3 premiers ingrédients jusqu'à leur homogénéité, assaisonner avec du sel et du poivre, si désiré. Étaler la moitié de la sauce dans la pita. Remplissez la pita avec les haricots et les tomates.

2. Servir avec les cerises.

Salade et Pizza

Portions : 1

Ingrédients :

- 1 tranche de pizza au fromage, de grande taille, à croûte mince, avec garniture de légumes, poivrons, oignon et champignons

- 2 tasses de salade verte, ou plus

- 2 cuillères à soupe de vinaigrette régulière

- Pour le dessert :

- 1 cuillère de crème glacée dans un cône.

Instructions :

1. Servez la pizza avec la salade verte arrosée avec la vinaigrette de votre choix.

2. Suivez avec la crème glacée pour le dessert.

Salade en Salsa de Maïs, Haricots noirs et Tomates

Portions : 1

Ingrédients :

- 3/4 de tasse d'haricots noirs en conserve
- 1 tomate rouge, coupée en dés
- Un épi de de maïs cuit
- 1/2 cuillère à café de basilic séché
- Une pincée de poivre noir moulu
- 2 cuillères à soupe de vinaigre balsamique
- 1 cuillère à café d'huile d'olive

Pour servir avec :

- 2 tasses de laitue romaine
- 1/3 de tasse de fromage mozzarella à teneur

réduite en matière grasse, en morceaux

- 1 tasse de de framboises coupées en deux

Instructions :

1. Mettez les haricots noirs dans une passoire et rincer sous l'eau courante pour éliminer l'excès de sodium.

2. Bien mélanger les haricots noirs avec le reste des ingrédients, gratter les grains de maïs de l'épi cuit et les mettre dans le mélange.

3. Verser la salsa sur un lit de laitue romaine, puis garnir de fromage râpé.

4. Servir la salade avec les framboises.

Burger de légumes et Pommes de terre nouvelles

Portions : 1

Ingrédients :

- 1 burger aux légumes de votre choix
- 4 petite pommes de terre nouvelles grillées (Restant du Dîner jour 1)
- Un quart de tasse de fromage râpé
- 2 cuillères à soupe de ketchup, en option
- 2 cuillères à café de moutarde épicée, en option

Pour servir avec :

- 2 tasses de feuilles de jeunes épinards
- Un quart de tasse d'oignon haché
- 1/2 poivron, coupé en morceaux

Instructions :

1.   Faire chauffer les pommes de terre grillées et le burger végétarien.

2.   Garnir le burger végétarien avec le fromage et le placer dans un pain grillé au four grille-pain à 250F/120C pendant environ 2 minutes ou jusqu'à ce que le fromage soit fondu.

3.   Si vous le souhaitez, ajoutez du ketchup et de la moutarde épicée.

4.   Servez le burger végétarien chauffé avec les pommes de terre et les feuilles d'épinards nappées de poivron et d'oignon.

Plat Prêt-à-manger et tomates

Portions : 1

Ingrédients :

• 1 Plat congelé prêt-à-manger qui soit santé au choix Poulet grillé basilic ou Spaghetti à la viande, ou Fettuccine Alfredo

• 15 morceaux de petites tomates en grappe

Pour le dessert :

• 6 onces (170g.) de yogourt allégé, à saveur de votre choix

• 1 pêche fraîche

Instructions :

1. Chauffer le Poulet grillé basilic ou autre suivant les instructions de l'emballage et servir avec les tomates.

2. Pour le dessert, trempez des morceaux de pêche dans le yogourt.

Pâtes au thon

Portions : 1

Ingrédients :

- 1 tasse de pâtes de blé entier cuit, toute forme

- 3 onces (85 g.) de thon blanc, en boîte, égoutté

- 1 cuillères et demi à soupe de mayonnaise allégée

- Saupoudrez de poivre noir moulu

- Un quart de tasse de poivron haché

- Un quart de tasse d'oignon haché

- Une prune fraîche, pour accompagner

Instructions :

1. À l'exception de la prune, mélanger tous les ingrédients.

2. Servir avec la prune.

Déjeuner de style Petit-déjeuner

Portions : 1

Ingrédients :

- 2 tranches de pain de blé entier
- 2 cuillères à soupe de sucre glace
- Une tasse ou une salade de fruits de la taille d'une balle de baseball

Instructions :

Commandez dans votre restaurant de style familial ou de dîner préféré. Demandez deux tranches de pain de blé entier saupoudré de sucre glace et a côté une salade de fruits dans les portions et les tailles indiquées dans les ingrédients.

Œufs brouillés et Feta

Portions : 1

Ingrédients :

- 1 œuf PLUS 2 blancs d'œufs, ou un quart de tasse de substitut d'œuf

- Poivre noir, au goût

- 2 cuillères à soupe de lait sans matière grasse

- 2 cuillères à soupe de fromage feta à teneur réduite en gras

- Spray antiadhésif

Pour servir avec :

- 2 onces (56 g.) d'un bagel au blé entier

- 1 cuillère à soupe de margarine légère, sans gras trans

- 1 tasse d'épinards

- 1 jet de vinaigre balsamique

Instructions :

1. Fouetter les œufs avec le poivre noir et le lait.

2. Graisser une poêle avec le spray antiadhésif.

3. Verser le mélange d'œufs. Disperser le fromage sur le dessus du mélange d'œuf et cuire au degré de cuisson désiré.

4. Servir avec le bagel graissé de margarine et les épinards arrosés avec du vinaigre balsamique.

Sandwich Subway ou style Subway

Portions : 1

Ingrédients :

- 1 Pain de blé de 6 pouces (15 cm) ou 1 pain de blé au miel

- Tranches de bœuf rôti, jambon, dinde, ou poulet

- 1 cuillère à soupe de mayonnaise allégée et de moutarde épicée

- Légumes, comme de l'oignon, laitue, concombre, tomate et poivron vert

- Chips de pomme de terre (saveur barbecue ou au four)

- Soda sans sucre

Instructions :

Obtenez votre déjeuner chez Subway ou autre. Choisissez les ingrédients indiqués ci-dessus, sans fromage. Faite vous plaisir !

Chapitre 9 : Collation

Crackers Houmous et Prune

Portions : 1

Ingrédients :

- 2 cuillères à soupe de houmous

- 1 Tartine croustillante (cracker) de marque Wasa

- Une prune fraîche

Instructions :

1. Garnir de houmous la tranche.

2. Mangez avec la prune fraîche.

Trempette Crémeuse aux Pois chiches

Donne 2 portions

Ingrédients :

Pour la trempette :

- 7 1/2 onces (2112 g.), pois chiches restant du déjeuner du jour 1
- 2 cuillères à café d'huile d'olive
- 1 gousse d'ail, hachée
- 1 cuillère à soupe de jus de citron
- 1/4 de cuillère à café de sel
- 1/4 de cuillère à café de cumin moulu, en option

Pour les ingrédients à tremper :

- 1 tasse de bouquets de brocoli
- 1 poivron rouge, jaune, ou orange, coupé en tranches

Instructions :

1. Préparer la tartinade à l'avance. Garder la moitié pour la collation du Jour 2 et conservez la moitié restante pour la collation du Jour 3.

2. Mettez les pois chiches dans un bol. Avec une fourchette, transformez légèrement en purée.

3. Ajouter le reste des ingrédients et mélanger jusqu'à ce que la tartinade atteigne votre consistance désirée. Si vous le souhaitez, mélanger les ingrédients en utilisant votre robot culinaire.

4. Mettre dans un récipient avec un couvercle étanche et au moment voulu, utiliser comme trempette pour le brocoli et les tranches de poivron.

Trempette Aigre-douce et Légumes

Portions : 1

Ingrédients :

* Une demi-tasse de crème sure (crème aigre) sans matière grasse (provenant d'un paquet de 230 ml)

* 1 cuillère à soupe de sirop d'érable allégé

* 1/4 cuillère à café d'extrait de vanille

* Ingrédients à tremper :

* 1 tasse d'haricots verts frais

* 10 petites tomates en grappe (tomate cerise)

Instructions :

Mélanger tous les ingrédients de la trempette. Servir avec les haricots et les tomates.

Remarque : Conservez le restant de crème sure pour la collation du Jour 5.

Smoothie Ananas et Orange

Portions : 1

Ingrédients :

- Une demi-tasse de morceaux d'ananas, en conserve et égouttés ou frais
- 1/2 orange fraiche
- 6 onces (170 g.) de yogourt allégé

Instructions :

1. Mettez tous les ingrédients dans un mélangeur ou un robot culinaire, ajouter des glaçons jusqu'à ce que le mélange atteigne la consistance désirée.

2. Servir tout de suite.

Yogourt aux Noix

Portions : 1

Ingrédients :

* 6 oz (170 g.) de yogourt allégé, saveur de votre choix

* 3 cuillères à soupe de noix hachées

* Une demi-tasse de bleuets

Instructions :

Ajouter sur le yaourt les noix et les bleuets. Prenez du plaisir !

Yaourt Pacanes et Céréales

Portions : 1

Ingrédients :

- 6 onces (170 g.) de yogourt allégé
- Un quart de tasse de céréales Raisin Bran (Kellogg's ou autres)
- 8 moitiés de noix de pécan

Instructions :

Servir le yaourt avec les moitiés de noix de pécan et les céréales.

Légumes réhaussés de Houmous

Portions : 1

Ingrédients :

- 15 morceaux de jeunes carottes
- 1 tasse d'haricots verts
- Un quart de tasse d'houmous, aromatisé ou nature

Pour servir avec :

- Un quart de tasse de noix de soja

Instructions :

1. Servir le houmous avec les haricots verts et les jeunes carottes comme trempette.

2. Suivez par les noix de soja.

Crackers, Beurre d'arachide et Lait

Portions : 1

Ingrédients :

- 4 Triscuits à teneur réduite en graisses, OU 1 cracker Wasa ou 2 crackers Ak-Mak

- 1 cuillère à soupe de beurre d'arachide

- 1 tasse de lait, sans matière grasse

Instructions :

1. Beurrez les biscuits.

2. Servir avec du lait.

Trempette Ciboulette et Légumes

Portions : 1

Ingrédients :

- Une demi-tasse de crème sure (crème aigre) sans matière grasse

- 1 cuillère à soupe de ciboulette séchée

- 1 gousse d'ail, hachée

Pour tremper dedans :

- Un poivron de n'importe quelle couleur, tranchée

- 1/2 courgette en tranches

Instructions :

1. Bien mélanger tous les ingrédients de la trempette.

2. Servir avec les légumes à tremper.

Pomme au Beurre d'arachide

Portions : 1

Ingrédients :

- 1 pomme, en tranches
- 1 cuillère à soupe de beurre d'arachide

Pour servir avec :

- 1 tasse de lait, sans matière grasse
- 2 cuillères à café de sirop au chocolat ou de 1 cuillère à soupe de sirop de fraises

Instructions :

1. Étaler le beurre d'arachide sur des tranches de pomme.

2. Servir avec un verre de lait mélangé avec au sirop au chocolat ou de sirop de fraises.

163

Trempette Crème Aigre-douce, Légumes et Fruits

Portions : 1

Ingrédients :

• Une demi-tasse de crème sure (crème aigre), sans matière grasse

• 1 à 2 sachet d'édulcorant Sweet'n Low ou son équivalence

• 1/4 de cuillère à café d'extrait de vanille

Pour tremper :

• 1 demi tasse de fraises fraîches, en tranches

• 15 petites tomates en grappe

Instructions :

Mélanger la crème sure avec l'extrait de vanille et l'édulcorant. Servir avec les fraises et les tomates cerises.

Chapitre 10 : Recettes pour dîner du soir

Kebab de Brochette de Poulet

Portions : 1

Ingrédients :

- 4 onces (115 g.) de poitrine de poulet, cru, coupés en morceaux de petite taille

- Un quart de tasse de vinaigrette italienne, sans matière grasse

- Un quart de tasse d'oignon blanc, restant du déjeuner du jour 1

- Un quart de tasse de poivron vert, restant du déjeuner du jour 1

- 10 petites tomates cerises

- 1 pain pita de 6 pouces (15 cm) au blé entier

- 2 cuillères à soupe de houmous

Instructions :

1. Mettez les morceaux de poulet dans un bol. Ajouter la vinaigrette italienne et bien mélanger pour bien enrober. Transférer le bol dans le réfrigérateur et laisser mariner pendant au moins 30 minutes ou toute la nuit.

2. Couper le poivron vert et l'oignon blanc restant en morceaux.

3. Laver et nettoyer les tomates cerises.

4. Alternez tomate cerise, poivron vert, oignon blanc, et poulet mariné sur des brochettes et griller jusqu'à ce que le poulet soit bien cuit.

5. Lorsque les brochettes sont grillées, toaster le pain pita. Remplissez le pain pita et badigeonner avec 2 cuillères à soupe de houmous.

6. Servir le kebab avec un Popsicle Lait Fraise (voir dans desserts).

Sandwich Tomate Mozzarella

Portions : 1

Ingrédients :

- 6 pouces (15 cm) d'une baguette française (diamètre de 3 pouces/7 cm)

- Un tiers de tasse de fromage mozzarella à teneur réduite en matière grasse, en morceaux

- 2 grosses tomates rouges

- Origan séché et basilic séché, pour saupoudrer, en option

Instructions :

1. Couper la baguette en longueur pour former deux moitiés. Diviser le fromage sur les deux moitiés.

2. Mettez le pain dans un four et cuire au four grille-pain à 250F/120C pendant environ 4 à 6 minutes ou jusqu'à ce que le fromage commence à peine à fondre.

3. Pendant ce temps, couper les tomates en demi tranches de 2 pouces (5 cm).

4. Retirez du four la baguette grillée. Si vous le souhaitez, saupoudrer d'origan séché et de basilic séché. Garnir avec les tranches de tomates.

5. Servir avec un Popsicle Lait Fraise pour le dessert.

Bar Japonais Grillé à la Méditerranéenne

Donne 2 portions

Ingrédients :

- 1 citron + 1/2 citron

- 1 cuillères à soupe et demi d'huile d'olive

- 1/2 cuillère à soupe de feuilles d'origan fraiches, haché

- 1/2 cuillère à café de coriandre moulue

- 1/2 plus 1/4 de cuillère à café de sel

- 1 bar japonais (aussi appelé Bar du Japon)

- 1/8 de cuillère à café de poivre noir moulu

- 1 branche d'origan de grande taille

Pour servir avec :

- 1/2 sac de roquette, conservez le restant pour le déjeuner du jour 4

- 1 épi de maïs

- 1 tasse de pois croquant (mange-tout) cuits

- 2 cuillères à café de margarine légère sans gras trans

Instructions :

1. Préchauffer un barbecue à gaz ou au charbon de bois pour griller directement en couvrant à feu moyen.

2. Pendant ce temps-là, à partir du citron, râper pour obtenir 1 cuillère à soupe de zeste citron et presser pour obtenir 2 cuillères à soupe de jus de citron. Couper la moitié du demi citron en quartiers et l'autre moitié en tranches.

3. Dans un bol de petite taille, mélanger la coriandre, feuilles d'origan hachées, l'huile d'olive, le zeste et le jus de citron et 1/4 de cuillère à café de sel.

4. Rincer le bar et le sécher à l'aide de serviettes en papier. Utiliser un couteau bien aiguisé, faite 3 barres obliques sur les deux côtés du poisson.

5. Saupoudrer l'extérieur et l'intérieur du poisson avec le poivre et le sel restant. Mettre des brins d'origan et des tranches de citron dans la cavité de poisson.

6. Mettre le poisson dans un plat allant au four en verre 9x13 pouces (22x33 cm). Frottez les faces extérieures des poissons avec la moitié du mélange d'huile d'olive. Laissez le poisson reposer pendant 15 minutes à la température ambiante. Réserver le mélange d'huile d'olive restant pour arroser le poissons cuit.

7. Graisser légèrement la grille du barbecue et de mettre le poisson sur la grille chaude. Couvrir et faire griller le poisson pendant environ 12-14 minutes ou jusqu'à ce que le poisson soit cuit. Le poisson est prêt lorsque la partie la plus charnue se détache facilement en

flocons avec une fourchette. Retourner le poisson une fois pendant la cuisson.

8. Pour servir, mettre le poisson sur une planche à découper. Utiliser un couteau, en coupant sur la longueur, le long de la colonne vertébrale du poisson. Glisser une spatule à gâteau ou métallique sous la partie avant et soulever à partir de la colonne vertébrale. Transférer dans un plat de service.

9. Enlevez doucement la colonne vertébrale et les arrêtes pour obtenir deux filets de poisson.

10. Arrosez les deux filets avec le mélange d'huile d'olive restante.

11. Servir le filet supérieur avec des quartiers de citron et conservez l'autre morceau de filet dans un récipient hermétique pour le déjeuner du jour 4.

12. Servir le filet avec la roquette.

13. Mélanger les pois mange-tout et le maïs avec de la margarine et servir à côté.

14.   Prenez du plaisir supplémentaire avec un verre de jus de fruits pour le dessert.

Poulet Aigre-doux à la méditerranéenne

Portions : 1

Ingrédients :

- 1/4 de cuillère à café d'huile d'olive
- 2 cuisses de poulet de petite taille, sans peau
- 1/16 de cuillère à café de sel
- 1/2 gousse d'ail
- 1/8 de tasse (35 ml.) de bouillon de poulet
- 1/8 de tasse de vinaigre de vin rouge
- 1/4 de cuillère à café de fécule de maïs
- 1/4 de cuillère à café de sucre brun
- 3/16 de tasses (50 ml) de figues Mission (figue très sucrée à peau très foncée)
- 1/16 de tasses (18 ml.) d'olives à salade
- ¼ de sac de roquette

Instructions :

1. Mettre l'huile d'olive dans une poêle antiadhésive et faire chauffer. Lorsque l'huile est chaude, ajouter le poulet et le saupoudrer de sel, cuire pendant environ 17-20 minutes ou jusqu'au brunissement du jus lorsque l'on perce avec la pointe d'un couteau. Tourner le poulet une fois pendant la cuisson.

2. Entre-temps, dans une tasse, mélanger le sucre, la fécule de maïs, le vinaigre et le bouillon à l'aide d'un fouet.

3. Lorsque le poulet est cuit, transférer le poulet dans une assiette.

4. Ajouter l'ail dans la poêle, et faire revenir pendant 30 secondes.

5. Incorporer le mélange de bouillon en l'ajoutant dans la poêle, faire chauffer jusqu'à ébullition et faire bouillir pendant 1 minute, en remuant pour détacher les

sucs du fond de la poêle, jusqu'à ce que la sauce épaississe un peu. Incorporer les olives et les figues.

6. Remettre le poulet dans la poêle et faire chauffer.

7. Pour servir, disposer la salade roquette sur une assiette avec une cuillère du mélange de poulet sur la roquette.

8. Servir avec une demi-tasse de riz brun cuit (120 ml.) garni de 2 cuillères à café de margarine légère (sans gras trans)

9. Servez vous 4 onces (12 cl) de vin avec !

Salade d'été Crevettes et Basilic

Portions : 1

Ingrédients :

- 9 grandes crevettes ou 12 crevettes moyennes (environ 3 onces/85 g.)

- 2 tasses de laitue romaine

Pour la marinade au basilic :

- Un quart de tasse de vinaigre de vin blanc

- 1 cuillère à café d'huile d'olive

- 1 cuillère à soupe de jus de citron

- 1 cuillère à café de basilic séché ou 1/8 tasse de basilic frais haché

Instructions :

1.   Fouetter ensemble les ingrédients de la marinade jusqu'à une consistance homogène. Mélanger les crevettes avec la marinade et laisser mariner pendant au moins 30 minutes ou toute la nuit.

2.   Faire griller les crevettes jusqu'à cuisson.

3.   Répartir 2 tasses de laitue romaine dans une assiette. Mettez les crevettes grillées sur le lit de laitue et mélanger pour répandre la saveur.

4.   Servir avec 1 tasse de bleuets.

5.   Pour le dessert, prenez un Popsicle Lait Fraise.

Salade Grecque et Poulet grillé

Portions : 1

Ingrédients :

- 3 onces (85 g.) de poitrine de poulet
- 3 cuillères à soupe de vinaigrette italienne, sans matière grasse
- 9 petites pommes de terre nouvelles
- Aérosol de cuisson à l'huile d'olive

  Une pincée de poivre noir

Pour servir avec :

- Une tasse et demi de laitue romaine
- 1 cuillère à soupe d'olives noires, en tranches
- ½ once (42 g.) de fromage feta à faible teneur en gras, émietté

Pour la vinaigrette :

- 1/2 cuillère à café de basilic séché

- 2 cuillères à café d'huile d'olive

- 1/2 cuillère à café de basilic séché

- 1 gousse d'ail, hachée

- 2 pincées de poivre noir

Instructions :

1. Faire mariner le poulet avec la vinaigrette italienne pendant au moins 30 minutes ou toute la nuit. Vaporiser les pommes de terre avec l'huile d'olive et saupoudrer de poivre noir.

2. Faire griller le poulet et les pommes de terre jusqu'à la cuisson.

3. Servir 5 des pommes de terre grillées maintenant et en conserver 4 pour le déjeuner du jour 2.

4. Fouetter tous les ingrédients de la vinaigrette jusqu'à sa consistance homogène.

5. Disposer la laitue romaine sur une plaque, placer dessus les olives, le fromage féta et arroser avec la vinaigrette.

6. Servir le poulet, les pommes de terre et la salade.

Couscous d'émietté de Bœuf haché à la tomate et Asperges

Portions : 1

Ingrédients :

* 2 onces (56 g.) de couscous sec

* 4 onces (115 g.) de bœuf haché, maigre à 90% -92%

* 10 asperges

* Aérosol antiadhésif pour cuisson à l'huile d'olive

* Trois quarts de tasse (190 ml.) de sauce à spaghetti en pot

Pour servir avec :

* 4 onces (12 cl.) de vin

Instructions :

1. Faire cuire le couscous selon les instructions de l'emballage.

2. Graisser la boulette de bœuf et les asperges avec l'huile d'olive et faire griller jusqu'à obtenir la cuisson désirée.

3. Une fois cuit, émietter la boulette de bœuf dans le couscous cuit. Couper les pointes d'asperges et ajouter au mélange.

4. Garnir avec la sauce à spaghetti et servir avec du vin.

Vivaneau ou Flétan Grillé

Donne 2 portions

Ingrédients :

- 1/2 oignon, coupé en tranches rondes

- Une conserve (8 oz/240 ml.) de tomates en dés (sans sel ajouté)

- 12 onces (340 g.) de vivaneau rouge ou de flétan

Pour servir avec :

- 1 tasse de riz brun, cuit (Une demi-tasse par portion)

Pour le dessert :

- Jus de fruits frais congelé (avec une limite de 90 calories)

Instructions :

1. Façonner un bol solide d'un diamètre de 10 pouces (25 cm.) à partir de plusieurs morceaux de feuille d'aluminium, en pliant les bords un peu.

2. Mettez les tomates en dés dans le bol de papier d'aluminium. Mettez le vivaneau rouge ou le flétan au-dessus des tomates. Griller jusqu'à ce que le poisson soit cuit ou qu'il se détache facilement avec une fourchette. Faire griller les tranches d'oignons à côté du poisson et les tomates jusqu'à cuisson.

3. Servir le poisson grillé, les tomates et l'oignon sur le riz brun.

4. Profitez d'un esquimaux au jus de fruits frais congelé pour le dessert.

Pain Pita Feta et Épinards

Portions : 1

Ingrédients :

- 1 pain pita de 16 cm au blé entier

- 3/4 de tasse de feuilles de jeunes épinards

- 2 cuillères à soupe de fromage feta, teneur réduite en gras

- 1 échalote, hachée

- 1/2 cuillère à café de jus de citron

- Poivre noir, au goût

- Aérosol antiadhésif de cuisson, pour la cuisson du pain pita

Pour servir avec :

- 2 tasses de feuilles d'épinards

- Un huitième de tasse (35 ml.) d'oignon rouge, haché

- Un quart de tasse (65 ml.) de courgettes, coupées en dés

- 2 cuillères à soupe de vinaigrette, riche en matière grasse
- 2 cuillères à soupe de pignons de pin, grillées

Pour le dessert :

- Popsicle au chocolat, voir la recette

Instructions :

1. Ouvrez le pain pita, coucher les ingrédients à l'intérieur du pain pita.

2. Graisser une poêle antiadhésive avec le spray de cuisson.

3. Mettre le pain dans la poêle et faire griller chaque côté pendant 2 minutes.

4. Servir avec des feuilles d'épinards coiffées du reste des ingrédients d'accompagnement.

5. Profitez d'un popsicle au chocolat pour le dessert.

Risoni aux Pétoncles

Portions : 1

Ingrédients :

- 2/3 de tasse (170 ml.) de pâtes risoni cuite
- 1/2 oignon rouge, en tranches, conserver le reste pour le dîner du jour 7
- 1/2 aubergine, tranchée, conserver le reste pour le dîner du jour 7
- 16 pétoncles

Pour la marinade :

- Un quart de tasse de salade italienne ou de style toscane
- Une demi-tasse de jus de pomme

Pour servir avec :

- 4 onces (12 cl.) de vin

Instructions :

1. Cuire les pâtes selon les directives du fabricant.

2. Mélanger les ingrédients de la marinade. Diviser en deux parties. Reréserver 1 partie pour badigeonner les pétoncles et les légumes.

3. Mettre les pétoncles dans la marinade et laisser mariner pendant 30 minutes.

4. Après marinage, sortir les pétoncles et jeter la marinade.

5. Faire griller les légumes jusqu'à cuisson, badigeonner avec la marinade réservée plus-tôt.

6. Faire griller les pétoncles pendant environ 2 minutes de chaque côté et passez un coup de pinceau avec la marinade réservée.

7. Garnissez le dessus des pâtes de légumes grillés et de pétoncles.

8. Profitez avec du vin !

Légumes grillés à la méditerranéenne

Donne 2 portions

Ingrédients :

- 1 courgette, en tranches

- 2 poivrons de couleur, tranchés

- Restant de légumes du dîner de la semaine 2 jour 6 (un demi-oignon rouge et moitié d'aubergine), coupés en tranches

- 1 cuillère à soupe d'huile d'olive

- 2 cuillères à soupe de houmous

- 1 à 2 cuillères à café d'origan séché

- 1/2 cuillère à café de sel

- Une pincée de poivre noir

Instructions :

1. Mettre les légumes sur une feuille de cuisson. Arroser d'huile d'olive et assaisonner avec du sel, de l'origan séché, et du poivre noir.

2. Envelopper complètement les légumes avec la feuille. Griller pendant environ 10 minutes de chaque côté.

3. Servir avec la moitié restante de la pita du petit-déjeuner du jour 7. Faire griller le pain pita pendant environ 1-2 minutes et le garnir de houmous.

Chapitre 11 : Desserts

Popsicle Lait Fraise

Portions : 3

Ingrédients :

- 1 tasse de lait, sans matière grasse
- 1 cuillère à soupe sirop de fraise

Instructions :

1. Mettre le sirop de fraise et le lait dans un verre verseur de grande taille et bien remuer.

2. Verser le mélange dans 3 moules à sucettes glacées et congeler pendant une nuit. Vous pouvez servir les sucettes glacées comme un dessert sain. Servir 1 et conserver 2 popsicles pour les desserts du jour 2 et du jour 7.

Popsicle Lait au Chocolat

Portions : 3

Ingrédients :

*   1 tasse de 8 onces (240 ml.) de lait sans matière grasse

*   2 cuillères à café de sirop de chocolat

Instructions :

1. Bien mélanger le sirop de chocolat au lait.

2. Verser dans 3 moules à sucettes glacées et congeler une nuit minimum.

Mots de la fin

Merci encore d'avoir acheté ce livre !

J'espère vraiment que ce livre est en mesure de vous aider.

La prochaine étape est de **vous joindre à notre bulletin électronique** pour recevoir des mises à jour sur les nouvelles versions de livres ou les promotions à venir. Vous pouvez vous y inscrire gratuitement et en prime, vous recevrez également notre livre « Erreurs de remise en forme, vous en faites sans le savoir » ! Ce livre bonus analyse les erreurs de conditionnement physique les plus courantes et démystifie la complexité et la science de remise en forme. Avoir toutes ces connaissances de remise en forme et de sa science classée dans un livre étape par étape avec des actions pour vous aider à démarrer dans la bonne direction votre parcours de remise en forme ! Pour vous joindre à notre bulletin électronique gratuit et prendre votre livre gratuit, s'il vous plaît visitez le lien suivant et inscrivez-vous :

www.hmwpublishing.com/gift

Aussi, si vous avez aimé ce livre, je voudrais vous demander une faveur, seriez-vous assez aimable pour me laisser un commentaire sur ce livre ? Ce serait vivement apprécié !

Merci et bonne chance dans votre parcours !

À propos du co-auteur

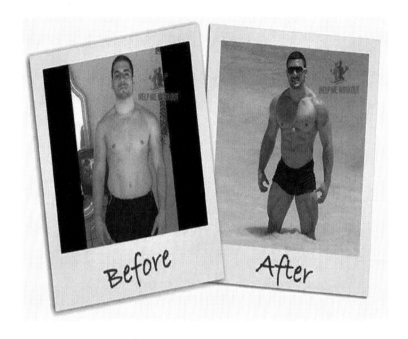

Before   After

Mon nom est George Kaplo, je suis un coach (entraîneur personnel) certifié de Montréal, Canada. Je vais commencer par dire que je ne suis pas le plus grand gars que vous n'aurez jamais rencontré et cela n'a jamais vraiment été mon objectif. En fait, je commencé à travailler pour surmonter ma plus grande insécurité quand j'étais plus jeune, qui était ma confiance en soi.

Cela était dû à ma taille, mesurant seulement 5 pieds 5 pouces (168cm), cela m'a poussé vers le bas pour tenter quoi que ce soit que je voulais réaliser dans la vie. Vous pouvez passer au travers des difficultés en ce moment, ou vous pouvez tout simplement vous mettre en forme, et je peux certainement le raconter.

Personnellement, je me suis toujours un peu intéressé au monde de la santé et de la remise en forme et je voulais gagner un peu de muscle en raison des nombreuses brimades de mon adolescence sur ma taille et mon corps en surpoids. Je me suis dit que je ne pouvais rien faire de ma taille, mais que je pouvais faire quelque chose sur ce à quoi mon corps ressemblait. Ce fut le début de mon parcours de transformation. Je ne savais pas où commencer, mais je me suis lancé. Je me sentais inquiet, parfois j'avais peur que d'autres personnes se moque de moi si je faisais les exercices dans le mauvais sens. J'ai toujours souhaité avoir un ami à côté de moi qui serait assez bien informé pour m'aider à démarrer et pour me « montrer les cordes. »

Après beaucoup de travail, d'études et d'innombrables essais et erreurs. Certaines personnes ont commencé à remarquer que je devenais de plus en plus en forme alors que je commençais à former un intérêt vif pour le sujet. Cela a conduit beaucoup d'amis et de nouveaux visages à venir me voir et à me demander des conseils de remise en forme. Au début, il semblait étrange quand les gens me demandaient de les aider à se mettre en forme. Mais ce qui m'a gardé est quand ils ont commencé à voir des changements dans leur propre corps et qu'ils m'ont dit que c'est la première fois qu'ils voient des résultats concrets ! À partir de là, plus de gens ont continué à venir à moi, et cela m'a fait prendre conscience après avoir lu tant et étudier dans ce domaine que cela m'a aidé, mais aussi que cela m'a permis d'aider les autres. Je suis maintenant un entraîneur personnel entièrement certifié et j'ai formé de nombreux clients à ce jour qui ont obtenu des résultats étonnants.

Aujourd'hui, mon frère Alex Kaplo (également un entraîneur personnel certifié) et moi, possédons et exploitons cette entreprise d'édition, où nous amenons les auteurs passionnés et les experts à écrire sur des sujets de santé et de remise en forme. Nous organisons également un site de remise en forme en ligne « HelpMeWorkout.com » et j'aimerais vous y connecter en vous invitant à visiter notre site Web à la page suivante et en vous inscrivant à notre newsletter via votre email (vous allez même obtenir un livre gratuit).

Mais l'on n'a rien sans rien, si vous êtes dans la position où j'étais au début et que vous voulez quelques conseils, n'hésitez pas à demander ... Je serai là pour vous aider !

Votre ami et entraîneur,

George Kaplo

Entraîneur personnel certifié

Télécharger un autre livre gratuitement

Je tiens à vous remercier d'avoir acheté ce livre, c'est pourquoi, je vous offre un autre livre (tout aussi long et utile que ce livre), « Erreurs de santé et de remise en forme : Vous en faites sans le savoir », totalement gratuitement.

Visitez le lien ci-dessous pour vous inscrire et le recevoir :

www.hmwpublishing.com/gift

Dans ce livre, je mets en évidence les erreurs de santé et de remise en forme les plus courantes, que probablement vous commettez en ce moment même, et je vais vous révéler comment vous pouvez facilement obtenir une meilleure forme dans votre vie !

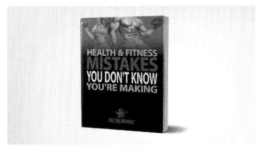

En plus de ce cadeau utile, vous aurez aussi l'occasion d'obtenir nos nouveaux livres gratuitement, de concourir pour des cadeaux, et de recevoir d'autres e-mails utiles de ma part. Encore une fois, visitez le lien pour vous inscrire :**www.hmwpublishing.com/gift**

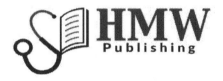

Pour d'autres excellents livres visitez :

HMWPublishing.com

Manufactured by Amazon.ca
Bolton, ON

26165671R00114